나를 위한 치유요가

HOME YOGA THERAPY

스스로의 치유력을 믿으세요

20여 년간 요가를 수행하며 언제나 행복했다고 말한다면 이는 거짓말일 것이다. 물론 행복한 순간도 많았지만 욕심을 부려 무리하게 수련한 탓에 부상을 입고 어려움을 겪은 적도 있다.

10년 전 어깨를 다쳤을 때도 그랬다. 당시 나는 누구나 그러하듯 병원에 찾아가 치료를 받았지만 별 다른 효과를 얻지 못했다. 결국 병원 다니기를 그만두고, 나의 몸 상태를 스스로 살피며 요가를 하면서 나를 치료하기 시작했다. 통증을 줄이면서 근육의 균형을 잡아주고, 올바르게 자리 잡은 근육을 강화할 수 있는 다양한 동작들을 연구하기 시작한 것이다. 놀랍게도 내 어깨는 점점 정상으로 돌아왔고 통증도 줄어들어 거의 느껴지지 않을 정도가 되었다. 너무나 간단한 동작들이었지만 그 효과는 탁월했다. 요가를 통해 통증과 부상을 해결한 것이다.

이러한 경험을 바탕으로 요가원을 방문한 많은 분들에게 치유요가를 지도하기 시작했다. 가벼운 통증부터 일상생활조차 힘든 만성 통증에 이르기까지 다양한 증상을 가진 사람들을 대상으로 요가를 지도하면서 더 많은 치유의 경험을 했다.

특히 안양 샘병원의 자연치유센터에서 2년간 암 환우들에게 치유요가를 지도했던 경험은 참 많은 깨달음의 시간이었다. 항암치료를 받으며 통증에 괴로워하는 환우분들이 치유요가를 통해 통증을 다스리고 진통제를 줄여나가는 것을 보았고, 치유요가를 통해 약해진 근력을 길러 더 이상 휠체어를 타지 않을 정도로 회복하는 것도 보았다. 이때의 경험은 치유라는 것이 현란한 기술이나 거창한 방법이 아니라 대상을 있는 그대로 바라보고 스스로 다스리는 힘을 기르는 과정이라는 것을 가르쳐주었다.

이때부터 나는 치유요가를 시작할 때 충분한 상담을 거쳐 수련자들을 이해하기 위해 힘써왔고 각자에게 맞는 치유요가 프로그램을 선별해 진행해왔다. 번거롭고 많은 시간이 필요한 과정이지만 매번 놀라울 정도로 변화하는 회원들을 볼 때마다 이것이 올바른 치유요가의 방향이라는 확신을 가졌다. 치유요가의 과정은 단순히 통증을 다스리는 것뿐만이 아니라 스스로를 파악하는 자기자각의 과정이기도 하기 때문이다. 이것이 바로 치유의 시작이다.

그런 의미에서 처음 유튜브를 통해 치유요가 동영상을 제작하자는 제안을 받았을 때 많이 망설였다. 요가는 서로를 파악하고 몸과 마음을 함께 소통하는 수련인데, 누구인지도 모르는 인터넷상의 사람들에게 요가를 지도하는 것이 무척이나 낯설었기 때문이다. 하지만 통증으로 괴로워하는 많은 이들에게 도움을 주고 싶다는 마음으로 동영상 강의를 시작했다. 그리고 영상에 대한 반응은 나의 예상을 뛰어넘었다. 치유요가 영상을 통해 몸은 물론 마음도 치유받았다는 감사의 댓글이 올라오기 시작한 것이다. 덕분에 유튜브 채널의 누적 조회수가 630만 명에 이르렀고, 최근에는 많은 요청으로 외국인들을 위한 영어 자막을 입힌 영상도 제작하고 있다. 지금은 유튜브를 통해 전 세계의 다양한 사람들과 폭 넓게 소통을 할 수 있어 감사한 마음이다.

이번 책의 출간 역시 같은 마음으로 진행했다. 더 많은 분들이 치유요가를 통해 몸과 마음의 건강을 회복하고 안정과 평화를 갖기를 진심으로 바라는 마음으로 책 출간의 제안을 기쁘게 받아들였다. 요즘은 특별한 질환이 없음에도 건강하지 않은 이른바

'회색환자'가 너무나 많다. 만성적인 긴장감과 스트레스로 인해 심각할 정도로 몸과 마음이 악화되어 고생하는 사람들이다. 하지만 외부의 수동적인 치료법은 임시방편일 뿐 금세 한계를 드러내고 만다. 근원적인 치유가 절실한 때다.

치유요가는 궁극적으로 내면의 생명력을 회복해 스스로 치유하는 힘을 기르도록 돕는다. '진정한 치유는 간단해야 한다. 간단해야 집중할 수 있으며 집중은 치유를 위한 생명력을 가져다준다.' 20년간 치유요가를 지도하며 깨달은 진리다. 이 책 역시 그러한 믿음으로 집필했다. 간단하고 누구나 따라 하기 쉬운 동작들로 구성했다. 남녀노소 누구든지, 심지어 요가를 한 번도 접해보지 않은 이들도 편안하게 따라 할 수 있는 동작과 호흡, 명상법으로 구성했다. 그중에서도 특히 통증으로 고생하는 이들에게 실질적으로 도움이 될 수 있는 체계적이고 효과적인 수련법을 제시한다.

더불어 이 책을 집필하면서 많은 분들께 감사의 마음을 전한다. 힘들고 지칠 때마다 아낌없는 사랑으로 격려와 응원을 해준 남편에게 진심으로 고맙다. 언제나 베풀 줄 아는 삶을 살아야 한다고 가르쳐주신 부모님과 요가의 본질을 깨우쳐주시고 바른 지혜를 알게 해주신 이거룡 스승님께도 감사의 마음을 전한다. 항상 부족한 엄마를 이해해주고 응원해준 두 딸은 물론, 요가를 통해 만나 언제나 믿고 함께 해주는 제자들과 선생님들께도 감사하다고 말하고 싶다.

마지막으로 치유요가를 통해 더 많은 사람들이 스스로의 몸을 있는 그대로 바라보고 사랑하기를 바란다. 모두가 스스로의 치유력을 믿고 통증 없는 더 건강한 삶을 이루어낼 수 있기를 응원한다.

자연치유학 박사
김선미

이제 우리나라에서 요가는 대중적인 문화가 되었다. 지난 수년 동안 요가 인구가 폭발적으로 증가했을 뿐만 아니라, 그 내용과 깊이에서도 큰 발전이 있었다. 가르치는 곳도 대학의 요가학과에서 백화점 문화센터에 이르기까지 다양해졌으며, 그 내용도 인도의 고전요가에서 플라잉요가에 이르기까지 풍성해졌다.

더할 나위 없는 다양성에도 불구하고, 지금 우리나라 요가의 키워드는 '치유'라 해도 무방하다. S라인요가도 웰빙요가도, 또는 고전요가도 아쉬탕가요가도 모두가 치유요가로 수렴되고 있다. 우연한 일은 아니다. 서양에서는 이미 삼십여 년 전부터 요가가 통합의학의 중심에 있었다. 의료의 내용과 방향이 '치료'에서 '치유'로 옮겨간 것도 요가테라피의 대중화에 기여했다. 숙제가 없는 것은 아니다. 우리나라에서 요가테라피가 치유기제로 자리 잡기 위해서는 우선 요가와 아유르베다의 상호 연계가 필요하다. 아유르베다의 체질 이론에 의거한 요가치료가 필요하다는 말이다. 요가가 몸통이라면 아유르베다는 몸통을 떠받치고 서 있는 두 다리이기 때문이다. 좀 더 길게 보면, 요가라는 몸통 위에 탄트라라는 머리를 올려야 한다. 그래야 완전한 요가테라피라 할 수 있지만, 우선은 요가와 아유르베다의 결합이 급선무다.

요가가 심신 치유의 중요한 요법으로 받아들여지고 있는 지금, 김선미 박사의 《나를 위한 치유요가》의 출간은 반가운 일이 아닐 수 없다. 단지 나와 근 십년 동안 함께 공부한 제자 도반의 책 출간이라서만은 아니다. 우선은 참 괜찮은 책이 반가운 것이다. 《나를 위한 치유요가》는 김선미 박사의 오랜 요가수련 경험과 아유르베다의 이론이 오롯이 배인, '내면 요가치료'의 정수를 보여주는 책이다. 현장에서 요가를 지도하는 요가지도자뿐만 아니라, 통증으로 지혜를 얻고자 하는 모든 분들에게 참 괜찮은 안내서가 될 것으로 본다.

선문대학교 대학원 통합의학과 교수
사) 한국인도학회 회장 이거룡 합장

PART 01
나를 위한 치유요가를 시작합니다

치유요가가 통증을 해소하는 원리와 치유요가의 기본 개념을 설명합니다.
치유요가의 효과를 살펴보고 본격적인 수련에 앞서 알아두어야 할
기본 호흡과 자세를 배워봅니다.

PART 02
머리부터 발끝까지 통증 없이 삽니다 : 부위별 치유요가

통증을 느끼는 부위와 정도에 따라 '완화 - 균형 - 강화' 세 단계로 이루어진
'3STEP 통증 프로그램'을 소개합니다.
간단하고 쉬운 동작이지만 반복해서 수련하면
반드시 통증이 줄어드는 것을 경험할 수 있습니다.

PART 03
건강하고 활기찬 일상을 보냅니다 : 증상별 치유요가

일상에서 흔히 느끼는 불편한 증상을 완화할 수 있는 동작들을 소개합니다.
각 증상에 맞는 맞춤식 동작으로 꾸준히 수련하면
더 건강하고 편안한 일상을 즐길 수 있습니다.

PART 04
행복하고 평온한 하루를 보냅니다 : 마음 치유요가

마음의 건강을 살펴 안정과 평화를 찾을 수 있는 파트입니다.
마음의 건강을 위한 치유요가 동작과 각 심리 상태를 달래주는
호흡과 명상법을 함께 소개합니다.

SPECIAL PROGRAM
치유요가 데일리 프로그램

치유요가를 활용한 데일리 프로그램입니다.
바쁜 이들의 빠른 통증 해소를 위한 15분 프로그램과
온몸의 통증을 해소하고 회복을 돕는 30분 프로그램입니다.

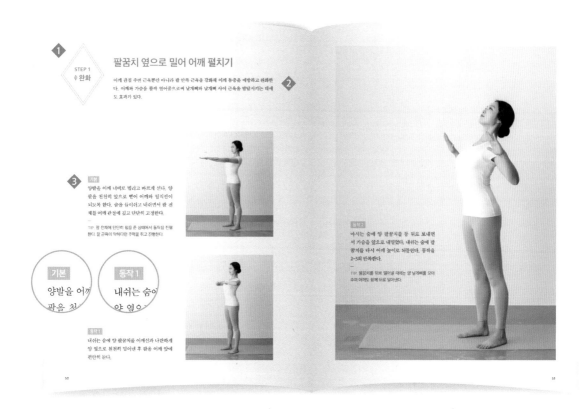

① 단계 및 동작 표시

동작의 이름과 이 동작이 3STEP 중 몇 번째 스텝에 해당하는지 알려줍니다.

② 동작의 효과

동작의 효과를 알려주고 이 동작으로 신체에 어떤 변화가 일어나는지 간략히 설명합니다.

③ 동작 설명

'기본→동작'의 순서로 설명이 진행됩니다.
동작을 시작할 때의 기본자세를 알려주고 자세를 완성하기까지의 과정을 차례대로 설명합니다.

증상별 치유요가

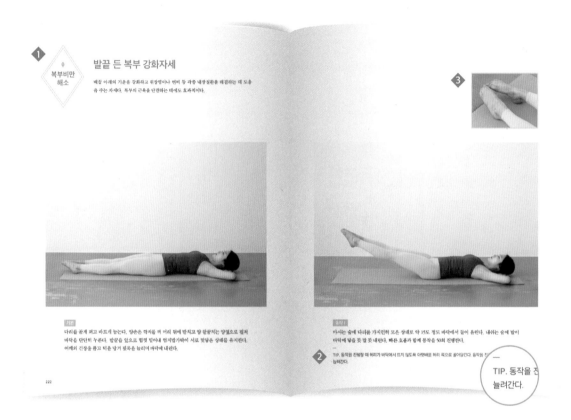

① **복부비만 해소** · 발끝 든 복부 강화자세

뱃살 아래의 기운을 강화하고 위장병이나 변비 등 각종 내장질환을 해결하는 데 도움을 주는 자세다. 복부의 근육을 단련하는 데에도 효과적이다.

기본
다리를 곧게 펴고 바르게 눕는다. 양손은 깍지를 껴 머리 뒤에 받치고 양 팔꿈치는 양옆으로 펼쳐 바닥을 단단히 누른다. 발끝을 앞으로 힘껏 밀어내 엄지발가락이 서로 맞닿은 상태를 유지한다. 어깨의 긴장을 풀고 턱을 당겨 뒷목을 늘리며 바닥에 내린다.

동작 1
마시는 숨에 다리를 가지런히 모은 상태로 약 15도 정도 바닥에서 들어 올린다. 내쉬는 숨에 발이 바닥에 닿을 듯 말 듯 내린다. 빠른 호흡과 함께 동작을 50회 진행한다.

③

②
TIP. 동작을 진행할 때 허리가 바닥에서 뜨지 않도록 아랫배를 허리 쪽으로 끌어당긴다. 동작을 진행하며 늘려간다.

TIP. 동작을 진행하며 늘려간다.

---

① **증상 및 동작 표시**

치유요가를 통해 해결할 수 있는 증상과 동작의 이름, 이 동작의 효과를 알려줍니다.

② ③ **팁(TIP)과 클로즈업(CLOSE-UP)**

동작이 어려울 때 무리하지 않고 쉽게 따라할 수 있도록 대체 동작이나 노하우를 알려주는 팁과 정확한 동작을 위한 손과 발의 모양을 알려주는 클로즈업입니다.

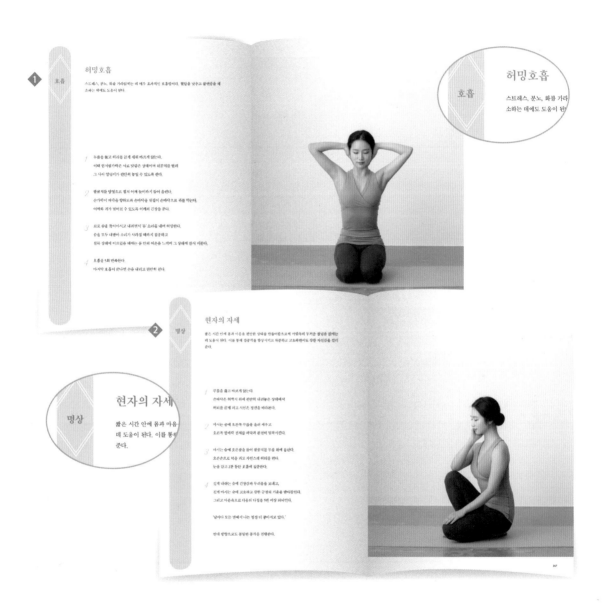

🔵①🔵② 호흡 및 명상

불편한 마음의 상태를 돌볼 수 있는 호흡법과 명상법을 소개합니다.

이를 통해 통증을 더 효과적으로 다스릴 수 있으며 마음의 평화와 안정을 회복할 수 있습니다.

contents

prologue 스스로의 치유력을 믿으세요 ·· 2

추천의 글 ·· 5

치유요가 한눈에 살펴보기 ·· 6

치유요가 치유 사례 ·· 14

PART 01
나를 위한 치유요가를 시작합니다
:

왜 통증을 해결하는 데 치유요가가 필요한가 ·· 22

스스로 회복하는 힘을 기른다 ·· 26

통증 잡고, 균형 잡아, 바르게 유지하는
3STEP 통증 프로그램 ·· 30

치유요가의 놀라운 효과 ·· 32

치유요가의 첫 걸음, 호흡과 자세 ·· 36

치유요가 도구 준비 ·· 42

치유요가 주의사항 ·· 44

PART 02
머리부터 발끝까지 통증 없이 삽니다
:
부위별 치유요가

어깨와 등
STEP 1 ◈ 완화
팔꿈치 옆으로 밀어 어깨 펼치기 ·· 50
등 뒤로 팔 접어 팔꿈치 위로 뻗기 ·· 52
스트랩을 이용한 어깨와 등 긴장 풀기 ·· 54
프롭을 이용한 어깨 근육 자극 주기 ·· 56

STEP 2 ◈ 균형
등 뒤로 깍지 끼고 위아래, 좌우로 흔들기 ·· 58
양팔 수직으로 교차해 서로 밀어내기 ·· 60
양손 머리 뒤로 보내 어깨 끌어내리기 ·· 62
낮은 고양이 기지개 ·· 64

STEP 3 ◈ 강화
요가무드라 ·· 68
등 뒤로 깍지 낀 뱀자세 ·· 70
한쪽 어깨 바닥에 대고 반대 팔 넘기기 ·· 72
상체 소머리자세 ·· 75

목

STEP 1 ❧ 완화
턱 당기고 고개 말기 ·· 80
고개 좌우로 돌리기 ·· 82
목 옆선 늘리기 ·· 84
원 그리며 고개 돌리기 ·· 86

STEP 2 ❧ 균형
머리 위로 깍지 껴 밀어내기 ·· 88
목과 머리 좌우로 비틀기 ·· 90
턱관절 옆으로 비틀기 ·· 92

STEP 3 ❧ 강화
나룻배자세 ·· 94
손 올린 코브라자세 ·· 96
벽에 기댄 어깨서기자세 ·· 98

허리

STEP 1 ❧ 완화
고관절 말아 허리와 다리 스트레칭 ·· 102
누워서 무릎 끌어당기기 ·· 104
누워서 무릎 세우고 비틀기 ·· 106
한 팔 들어 허리 측면 늘리기 ·· 108

STEP 2 ❧ 균형
등 뒤로 깍지 끼고 엉덩이 올렸다 내리기 ·· 110
허리 누르며 오금 펴주기 ·· 114
한 다리 접고 앞으로 굽히기 ·· 116
편안한 고양이자세 ·· 118

STEP 3 ❧ 강화
엎드려 팔다리 들어 올리기 ·· 121
한 다리 들어 올리고 머리 들기 ·· 124
삼각자세 ·· 126
앉아서 노젓기자세 ·· 128

골반

STEP 1 ❧ 완화
다리 펴고 고관절 열고 닫기 ·· 132
무릎 세워 고관절 돌리기 ·· 134
양 무릎 엇갈려 바닥에 내리기 ·· 136
고관절 안으로 말아 무릎 내리기 ·· 138

STEP 2 ❧ 균형
다리 벌려 골반 돌리기 ·· 140
두 발 모아 골반 열고 닫기 ·· 142
머리 뒤로 깍지 낀 골반 균형자세 ·· 144

STEP 3 ❧ 강화
요람 흔들기자세 ·· 146
돌진하는 전사자세 ·· 148
고양이자세에서 무릎과 고관절 돌리기 ·· 150
누워서 마주 잡은 발 가슴으로 끌어당기기 ·· 152

무릎

STEP 1 ❧ 완화
한 손으로 무릎 잡고 다리 펴기 ·· 156
다리 모아 발끝 밀고 당기기 ·· 158
허벅지 잡아 오금 펴기 ·· 160
무릎 모아 잡고 돌리기 ·· 164

STEP 2 ❧ 균형
앉아서 무릎 들고 내리기 ·· 166
한쪽 무릎 포갠 소머리자세 ·· 168
무릎 꿇고 한 다리 뒤로 보내기 ·· 170
무릎 붙여 허리 들어 올리기 ·· 172

STEP 3 ❧ 강화
한쪽 발목 뒤로 잡고 무릎과 허벅지 늘리기 ·· 174
서서 뒤꿈치 들고 무릎 굽혀 유지하기 ·· 176
한쪽 무릎 세우고 반대쪽 다리 들고 내리기 ·· 178
한쪽 다리 4자 모양 만들어 무릎 끌어당기기 ·· 180

PART 03

건강하고 활기찬 일상을 보냅니다
:
증상별 치유요가

◈ 전신피로 해소
엎드려 팔꿈치 세우고 손으로 턱 괴기 ·· 184
상체 넘겨 전신 늘리기 ·· 186
엎드린 나룻배자세 ·· 188

◈ 혈액순환 증진
상체 앞뒤로 둥글리고 젖히기 ·· 190
어깨 서기자세 ·· 192
누워서 모관운동 ·· 194

◈ 활력 증진
무릎 꿇어 상체 기울기 ·· 196
앉아서 다리 벌리기 ·· 198
전사자세 ·· 200

◈ 하체부종 해소
벽에 다리 기대 넓게 벌리기 ·· 202
위를 향한 강아지자세 ·· 204
다리 벌린 메뚜기자세 ·· 206

◈ 생리통 완화
두 다리 엇갈려 놓은 골반 균형자세 ·· 208
땅콩볼을 이용한 천골 마사지 ·· 210
고관절 돌리기 ·· 212

◈ 장 건강
엎드린 활자세 ·· 214
다리 모아 크게 원 돌리기 ·· 216
맷돌 돌리기자세 ·· 218

◈ 복부비만 해소
돌고래자세 ·· 220
발끝 든 복부 강화자세 ·· 222
누워서 상체 들고 자전거 타기 ·· 224

PART 04

행복하고 평온한 하루를 보냅니다
:

마음 치유요가

🌿 긴장감 완화
아기자세 ·· 228
편안한 비틀기자세 ·· 230
스트랩을 이용한 골반자세 ·· 232
이완호흡 ·· 234
물명상 ·· 236

🌿 우울감 해소
엎드린 코브라자세 ·· 238
무릎 들어 올리고 뒤로 차기 ·· 240
나무자세 ·· 242
교호호흡 ·· 244
지의 명상 ·· 246

🌿 화 조절
다리 벌려 굽히기자세 ·· 248
비틀기자세 ·· 250
사자자세 ·· 252
허밍호흡 ·· 254
화의 원인을 찾는 명상 ·· 256

🌿 자신감 증진
엎드려 한 다리 잡고 반대로 넘기기 ·· 258
낙타자세 ·· 260
옆을 향한 전사자세 ·· 262
정뇌호흡 ·· 264
현자의 자세 ·· 266

🌿 자비심 충만
한 다리 접고 옆으로 기울기 ·· 268
발 맞대고 무릎 벌린 물고기자세 ·· 270
누워서 비틀기자세 ·· 272
울림호흡 ·· 274
자비의 명상 ·· 276

SPECIAL PROGRAM
바쁜 이들을 위한 빠른 통증 해소
: 하루 15분 치유요가 ·· 278

여유를 가지고 풀코스 통증 해소
: 하루 30분 치유요가 ·· 280

거북목과 승모근 뭉침으로 인한

통증을 해소하다.

미용사로 일하면서 오랫동안 팔과 어깨를 반복해서 사용하다 보니 언젠가부터 몸 전체의 균형이 무너지는 것을 느낄 수 있었어요. 병원에 주기적으로 방문해야 할 만큼 거북목과 승모근의 뭉침 증상이 심해 항상 목과 어깨의 통증으로 고생스러웠지요. 그런데 치유요가를 시작한 지 2주가 지나자 어느새 불편함을 느끼지 못할 만큼 통증이 사라져 갔습니다. 불편한 부위를 세심하게 살피고 해당 부위의 근력을 키우니 몸 전체의 균형도 다시 회복할 수 있었고요. 요즘에는 바쁜 일상으로 요가 수업에 참여하지 못할 때에도 유튜브에 올라온 영상을 보며 혼자서 수련할 정도로 치유요가의 매력에 푹 빠졌습니다.

❖ 20대 여성, 미용사

평생 뒤틀려 있던

골격을 바로잡다.

어렸을 때부터 눈동자가 흔들리고 눈의 초점이 맞지 않는 질병으로 고생하며 평생을 구부정한 자세로 생활해야 했어요. 덕분에 온몸 구석구석 아프지 않은 곳이 없었지요. 자세를 바로잡기 위해 여러 운동을 해봤지만 별 다른 효과를 보지 못했습니다. 그러다 치유요가를 시작했는데, 딱 한 달이 지나자 평생 틀어진 자세 때문에 생겼던 골반 통증이 사라졌습니다. 그다음 한 달이 지나자 이번에는 등과 옆구리, 갈비뼈가 제자리를 찾고 왼쪽으로는 절대 돌아가지 않던 목이 아무런 불편함 없이 돌아가기 시작했어요. 앞으로도 치유요가를 통해 평생 뒤틀려 있던 내 몸에 올바른 자세라는 또 다른 선물을 주고 싶습니다.

❖ 30대 여성, 주부

디스크로 약해진

허리 근력을 되찾다.

❖ 50대 남성, 직장인

젊은 시절 '운동 마니아'라고 불릴 정도로 테니스, 탁구, 농구, 골프 등 다양한 운동을 즐겼지만 오랜 직장 생활로 40대 중반에 디스크가 생겼습니다. 당시에는 목은 물론 허리까지 통증이 느껴져 혼자 양말을 신는 것조차 힘들었어요. 병원을 다녀도 좀처럼 낫지 않는 통증에 몸 건강은 물론 마음의 건강까지 위협받는 상황이었습니다.

하지만 치유요가를 시작한 지 3개월이 지나자 스스로도 놀랄 정도로 통증이 말끔히 사라졌습니다. 뒤틀렸던 어깨와 목의 균형이 바로잡히고 허리의 근력도 눈에 띄게 좋아졌어요. 온몸의 균형을 회복하고 근육도 늘어나니 걱정스러웠던 심리적 불안감도 눈 녹듯 사라졌습니다. 요즘엔 운동 마니아이던 젊은 시절의 저처럼 매일이 활기차고 즐거워요.

뻣뻣했던 목과 비염을 해결하다.

늘 뻣뻣한 몸으로 고생했고, 특히 왼쪽 목의 통증이 심해 일상생활도 힘들었어요. 몸의 혈액순환이 원활하지 못한 탓인지 자주 코가 막히고 호흡하기도 어려워 병원을 수없이 찾아갔지요. 하지만 이렇다 할 치료법이 없어 답답하기만 했습니다.

그러다 유튜브를 통해 김선미 선생님의 치유요가를 알게 되었는데, 요가 동작 몇 개를 따라하자마자 바로 호흡이 편안해지는 것이 느껴졌어요. 게다가 고질적이었던 왼쪽 목의 통증도 빠르게 사라졌습니다. 요즘에는 1시간 정도 요가를 수련하고 난 뒤에 온몸의 기운이 돌아 수족냉증으로 고생하던 제가 손과 발이 따뜻해지고 얼굴의 혈색이 좋아지는 것을 스스로 느낄 수 있어요.

❖ 50대 여성, 주부

수술 후 생긴 | 만성 통증에서 벗어나다.

유방암 수술 후, 수술 받은 쪽 왼팔이 어깨까지만 겨우 올라가고 팔을 움직일 때마다 심한 통증이 느껴져 무척 괴로운 나날을 보내야 했어요. 그러던 중 치유요가를 통해 딸아이의 척추측만증이 개선되었던 것이 기억나 요가원을 찾았습니다.

놀랍게도 수업을 시작한 지 얼마 지나지 않아 올라가지 않았던 왼쪽 팔을 어려움 없이 끝까지 들어 올릴 수 있게 되었고 어깨에서 느껴지던 통증도 사라졌습니다. 또 수술의 후유증으로 나타났던 림프 부종도 사라졌어요. 요즘 저는 치유요가 덕분에 새로운 삶을 사는 것 같아요. 늘 저를 괴롭히던 통증에서 벗어나니 일상이 더욱 활력 넘치고 즐겁습니다.

❖ 40대 여성, 직장인

아기와 산모의 건강을 모두 잡다.

임신 9개월 차 아이가 거꾸로 자리 잡았다는 소식을 들었습니다. 당시 저는 임신 후에도 바쁜 업무를 처리하느라 운동을 제대로 하지 못해 몸무게는 14kg나 늘어나고 발은 심하게 부어 걷는 것조차 힘든 상태였어요.

건강한 아이를 만나고 싶다는 바람으로 출산일까지 최선을 다해 치유요가를 수련했습니다. 한 달 여 동안의 꾸준한 수련으로 틀어졌던 골반이 바로잡히고 유연성도 길러지자 배 속의 아이가 어느새 제자리를 찾았다는 소식을 들을 수 있었어요. 게다가 평소 바라던 자연분만도 무리 없이 해낼 수 있었습니다.

출산 후 아이를 돌보며 생긴 어깨와 팔의 저림 증상이나 통증도 치유요가 해결했습니다. 엄마가 건강하니 아기는 물론 가족이 모두 행복해지는 것을 느껴요.

❖ 30대 여성, 사무직

PART
01

나를 위한 치유요가를
시작합니다

:

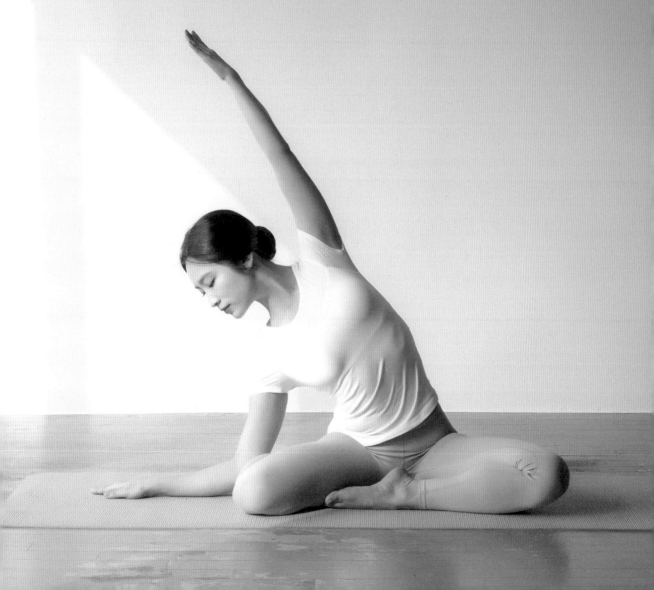

살면서 한 번도 통증을 경험하지 않은 사람은
없을 겁니다. 그만큼 통증은 일상적이며
누구나 겪는 흔한 증상이지요.
하지만 이러한 통증이 우리 몸의
틀어진 균형과 마음의 긴장으로 인해 생겨난다는
사실을 아는 이는 별로 없습니다.
몸과 마음을 살피는 치유요가는
우리 스스로 치유케 하는 요가입니다.
치유요가를 통해 누구나 통증에서 벗어나
더 큰 자유로움을 느낄 수 있습니다.

왜 통증을 해결하는 데
치유요가가 필요한가

통증은 누구나 겪는 아주 흔한 증상이다.

움직임에 불편함을 주는 육체적인 통증은 물론, 마음의 상처를 입어 괴로울 때도 우리는 통증을 느낀다고 말한다.

그 크기 역시 제각각이다. 통증의 증상과 강도는 사람마다 달라서 누구의 통증이 더 힘들고 심각한 것이라고 평가할 수 없다. 나에게 주어진 통증은 그 자체로 힘들고 고통스럽기 때문이다. 결국 우리는 모두 크고 작은 통증과 함께 살아간다.

그렇다면 통증은 왜 생기는 것일까?

일반적인 관점에서는 부상이나 질병과 같은 외부 요인에 의해 통증이 발생한다고 본다. 하지만 '치유요가'의 관점은 조금 다르다.

치유요가는 '몸의 긴장'과 '마음의 긴장'이 통증을 유발하는 근본적인 원인이라고 파악한다.

❶ 몸의 긴장에서 비롯된다

그렇다면 몸의 긴장이 어떻게 통증을 발생시킬까? 오랜 시간 책상에 앉아 동일한 업무를 반복해야 하는 현대인들은 바르지 못한 자세와 운동 부족으로 몸의 균형이 틀어져 있는 경우가 많다. 이러한 나쁜 습관으로 발생한 근육의 불균형은 우리 몸의 긴장감을 높이는 주요 원인 중 하나다. 게다가 이렇게 오랫동안 긴장 상태를 유지하고 있는 신체는 신경의 면역력을 약하게 만들고 결국 염증과 통증을 유발한다.

이를 해결하기 위한 가장 좋은 방법은 몸의 긴장을 유발하는 나쁜 습관을 버리고 올바른 자세로 돌아가 몸의 균형을 바로잡는 것이다. 치유요가의 동작들은 잘못된 골격을 바로잡고 균형을 되찾는 데 탁월하다. 몸의 긴장을 풀어주고 이완하는 데도 매우 효과적이다.

❷ 마음의 긴장으로 인해 악화된다

몸과 마음은 하나로 연결되어 있다. 마음이 긴장하면 근육과 신경은 더욱 수축한다. 당연히 통증도 더 악화될 수밖에 없다. 특히 두통이나 어깨 결림, 목 주변이 뻣뻣하게 굳는 증상은 스트레스나 심적 긴장에 의해 나타나는 대표적인 증상 중 하나다.

나 역시 심한 스트레스로 두통이나 어깨 결림을 경험할 때가 있다. 이럴 때마다 나는 호흡과 명상으로 통증을 해결한다. 호흡과 명상은 몸 안의 기운을 살피고 긴장감을 해소하도록 돕는 수련이다. 이 과정을 모두 마치고 비로소 마음의 안정을 찾으면 어느새 나를 괴롭히던 불편한 증상들은 말끔히 사라져 있곤 한다.

몸과 마음을 두루 살펴 치유하다

만성 통증을 해결하기 위해 요가원을 찾는 회원들을 지도하다보면 한 가지 공통점이 발견된다. 모두 딱딱한 몸과 마음을 가지고 있다는 것이다. 이를 해결하기 위해서는 신체적 긴장을 해소하는 섬세한 동작과 마음의 긴장을 살피는 깊은 호흡을 함께 진행해 몸의 안팎을 충분히 이완하는 것이 중요하다. 이를 통해 몸속 에너지의 움직임을 돕고 통증을 해소해야 하는 것이다.

치유요가는 몸과 마음을 함께 수련하는 운동이다. 치유요가를 통해 눈에 보이는 몸의 긴장뿐만 아니라 마음의 긴장까지 두루 살피면 누구나 통증으로부터 자유로운 건강한 일상을 꾸려나갈 수 있다.

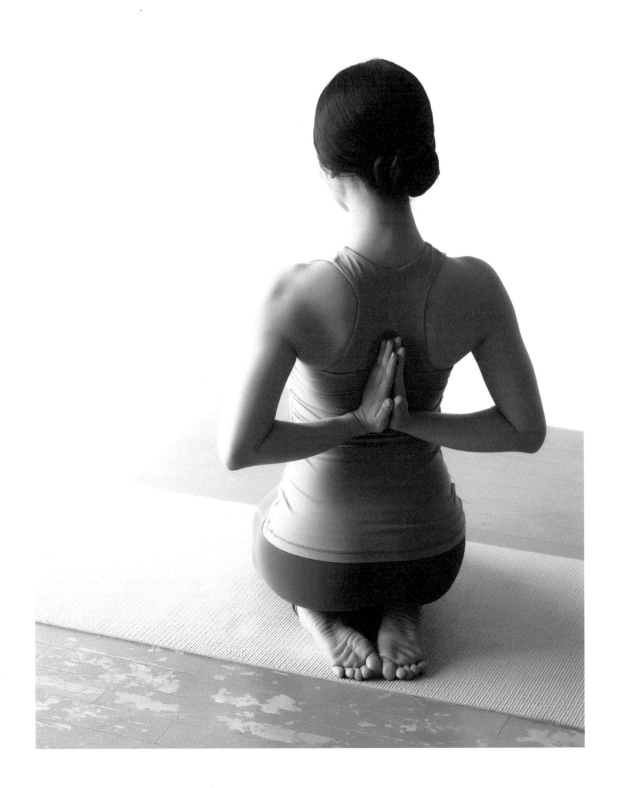

스스로
회복하는 힘을 기른다

·
·

지금까지 우리는 건강을 회복하고 유지하기 위해 몸에 좋다고 알려진 건강식이나 보조식품을 챙기는 등 겉으로 드러난 증상에만 집중해온 것이 사실이다. 하지만 앞서 이야기했듯 우리의 몸은 신체만을 관리한다고 해서 결코 건강해질 수 없다.

세계보건기구*WHO* 역시 건강을 '질병이 없거나 허약하지 않을 뿐만 아니라 육체적, 정신적, 사회적 및 영적 안녕이 완전한 상태'라 정의한 바 있다.

하지만 많은 현대인들이 끊임없는 긴장과 스트레스로 인해 심각할 정도로 건강이 악화된 상태에 시달리고 있다. 근원적인 치유가 절실한 때다. 몸과 마음의 건강을 두루 살피며 스스로의 치유력을 길러야 하는 이유다.

나를 이루는 5요소를 깨닫다

인도의 전통의학인 아유르베다*Ayurveda*에서는 자연을 이루는 근본 물질을 공기空, 바람風, 불火, 물水, 흙地을 포함한 5요소라고 여긴다. 치유요가에서는 인간 역시 자연과 동일한 5요소로 이루어져 있는 존재라 파악한다. 따라서 우리 모두는 자연의 일부이며 하나의 소우주이기도 한 것이다.

자연과 인간을 이루는 5요소는 분명 존재하지만 느끼기는 쉽지 않다. 하지만 치유요가 수련으로 가장 거친 땅의 요소를 시작으로 물과 불, 바람을 거쳐 가장 미세한 공기의 순으로 느끼고 경험할 수 있다. 그리고 이러한 순차적인 경험의 과정에서 우리 몸은 자연스럽게 정화되고 치유될 수 있다. 우리 스스로 각 요소를 깨닫고 이들과 조화와 균형을 이룰 때 완전한 건강에 이를 수 있는 것이다.

나라는 우주를 살펴 스스로 회복한다

치유요가는 이러한 5요소를 자각하고 이를 통해 완전한 건강한 상태에 도달하도록 돕는 수련이다. 우리 몸안의 생명력을 회복해 치유하는 힘을 길러주는 것이다. 이것이 바로 자연치유*Natural Therapy*다. 그리고 이러한 자연치유력을 통해 우리는 스스로를 돌보는 힘을 기를 수 있고 정화된 몸과 마음의 상태를 유지할 수 있다.

치유요가는 우리의 몸과 마음의 상태를 섬세하게 들여다볼 기회를 제공한다. 나라는 소우주를 살피며 스스로 회복하는 힘을 기를 수 있게 한다. 뒤틀리고 틀어진 상태를 바로 잡아 원래의 바른 상태로 되돌아가고, 막히고 엉켜 불편했던 몸과 마음의 덩어리를 해소한다. 일상을 괴롭히던 통증은 사라지고 마음의 평화를 얻을 수 있다. 그것이 바로 치유요가에서 추구하는 몸과 마음의 치유다.

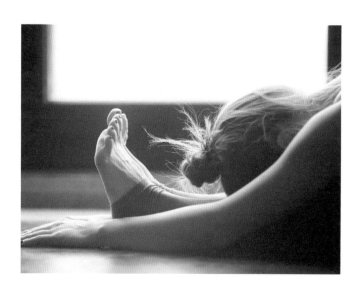

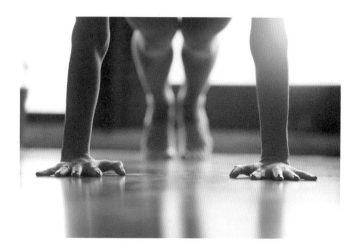

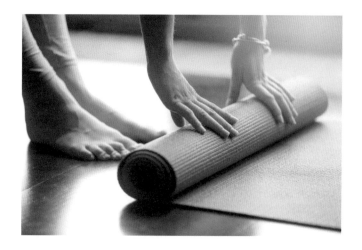

치유요가의 5요소

흙
地 Earth
: 단단함, 기반, 안정감, 존재감, 무게감, 낮은 주파수

물
水 Water
: 부드러움, 유연함, 열림, 포용, 편안함

불
火 Fire
: 열기, 에너지, 집중, 몰입, 수축, 에너지 생성

바람
風 Wind
: 흐름, 이동, 순환, 떨림, 진동, 에너지 흐름

공기
空 Air
: 확장, 자유로움, 고요함, 환희, 에너지가 가득 찬 상태

통증 잡고, 균형 잡아, 바르게 유지하는
3STEP 통증 프로그램

통증을 해결하기 위해서는 무턱대고 운동을 시작하기보다 증상에 맞는 적절한 수준의 동작을 단계별로 진행하는 것이 더 효과적이다. 《나를 위한 치유요가》는 통증을 느끼는 부위와 정도에 따라 '완화 - 균형 - 강화'로 이루어진 '**3STEP 프로그램**'을 소개한다.

'**완화**'는 통증을 줄여주는 섬세한 동작으로 이루어진 기초 단계다. 통증을 가지고 있는 사람들은 쉬운 동작도 제대로 따라 하기 힘들다. 따라서 통증을 달래고 해소하는 단계가 반드시 선행되어야 한다. 완화 단계의 동작은 대부분 간단하고 익숙한 것들이지만 호흡과 함께 반복해서 수행하면 통증은 반드시 줄어든다.

그때 통증의 원인을 해결하고 틀어진 골격을 바로잡는 '**균형**' 단계를 진행한다. 사람의 신체는 모두 불균형하게 이루어져 있고 잘못된 식습관과 나쁜 자세들로 조금씩 더 어긋난다. 이로 인해 통증이 발생하는 것이다. 몸의 균형을 바로잡는 동작을 수행하는 것으로 대부분의 통증을 해결하고 예방할 수 있다. 틀어진 근육과 신경의 균형을 회복시키는 동작을 통해 가볍고 편안해질 수 있다.

균형 단계까지 끝마쳤다면 마지막 '**강화**' 단계로 넘어가는데, 이는 앞선 두 단계를 통해 바르게 균형 잡힌 골격과 신경이 다시 예전의 불균형한 상태로 돌아가지 않도록 강화하는 과정이다. 통증이 다시 발생하지 않도록 근육과 신경을 단련하고 통증을 예방한다.

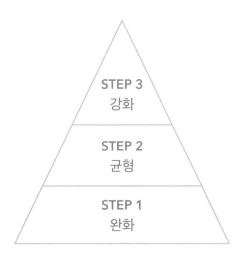

STEP 3
강화

STEP 2
균형

STEP 1
완화

완화 〉 일상생활을 괴롭히는 통증을 해소한다.

균형 〉 통증의 원인인 틀어진 몸의 균형을 바로잡는다.

강화 〉 균형 잡힌 골격과 신경의 상태를 강화한다.

특히 3STEP 프로그램을 수행할 때는 반드시 이전 단계를 모두 마치고 후속 단계를 진행해야 한다. 각 단계는 다음 단계를 위한 준비 과정이며, 동작을 하면서 발생할 수 있는 부상의 위험도 차단한다. 만약 다음 단계로 넘어간 뒤 불편함이 느껴진다면 반드시 그 전 단계로 돌아가 수련하는 것이 통증 치유를 위한 올바른 방법이다.

더불어 각 장 앞머리에 소개된 체크리스트를 통해 자신의 수준에 맞는 단계를 파악한 뒤 운동을 시작해야 한다. 선택한 단계를 수련하면서 몸에 부담이 느껴진다면 전 단계로 돌아가거나 강도나 횟수를 조절하며 진행하는 것이 좋다.

치유요가의 놀라운 효과

① 간단한 동작으로 빠르게 통증을 해소한다

통증이 심한 사람들은 아주 쉬운 동작도 제대로 따라하지 못하는 경우가 많다. 작은 움직임에도 통증이 심해지고 그로 인해 동작을 취하는 것 자체가 쉽지 않기 때문이다.

대부분의 통증은 근육이나 신경의 손상으로 나타난다. 따라서 약해진 근육과 신경을 회복하는 것으로 대부분의 통증을 해결할 수 있다. 손상된 신경과 근육을 회복하는 가장 좋은 방법은 스스로 몸을 움직여 해당 부위에 적절한 자극을 주는 것이다. 이를 위해서는 근육이 수축과 이완을 반복할 수 있는 운동을 해주는 것이 가장 좋다.

치유요가는 통증이 느껴지는 부위를 정확히 자극할 수 있는 간단한 동작들로 구성되어 있다. 간단하기 때문에 누구나 따라 하기 쉬우며 통증으로 고생하는 이들도 무리 없이 언제 어디서나 손쉽게 할 수 있다. 게다가 호흡과 동작을 함께 해 통증 부위의 근육과 신경이 수축과 이완을 반복하도록 돕는다. 덕분에 통증은 더욱 빠르게 해소되고 그 효과는 더욱 크다.

❷ 틀어진 골격을 바로잡는다

요즘엔 컴퓨터 앞에 앉아 똑같은 작업을 반복하거나 오랜 시간 스마트폰을 사용해 골반과 허리의 균형이 깨지고 일자목이나 거북목 증상을 호소하는 이들이 많다.

치유요가는 우리 몸의 중심인 허리와 골반, 어깨의 균형을 바로잡아 몸 전체의 균형을 효과적으로 회복시킨다. 굽었던 허리를 바르게 세우고, 틀어진 골반 균형을 되돌리고 비뚤어진 어깨의 수평을 회복하는 것이다. 몸의 중심이 바로잡히니 걷거나 앉고, 서고 눕는 등 일상생활 중 취하는 모든 자세가 좋아진다. 자연스럽게 통증도 사라진다.

특히 균형을 망가뜨리는 나쁜 습관은 우리가 신경 쓰지 않는 사이 자연스레 나타나기 때문에 회복 동작을 쉽게, 그리고 자주 반복할수록 효과가 높다. 치유요가의 동작은 모두 간단하고 단순하기 때문에 직장에서 일을 할 때나 이동 중에도 누구나 따라할 수 있어 틀어진 골격의 균형을 효과적으로 회복할 수 있다.

❸ 통증으로 약해진 근력을 기른다

근육은 단순히 많이 움직이고 운동의 강도를 세게 한다고 생기는 것이 아니다. 근력도 마찬가지다. 오히려 근육이 제대로 자리 잡지 못한 상태에서 무리해서 운동을 하다 보면 통증이 더욱 심해져 운동 자체를 포기해야 하는 상황도 발생한다. 따라서 운동 초보자나 운동을 오랫동안 쉬어야 했던 이들은 본인의 상태에 맞춰 운동의 강도를 조절해야 하고, 근육을 사용하는 방법에서도 차이가 있어야 한다. 치유요가는 근육을 기르기 전 먼저 약해진 신경을 회복해 운동의 위험을 줄이고 효과를 높이는

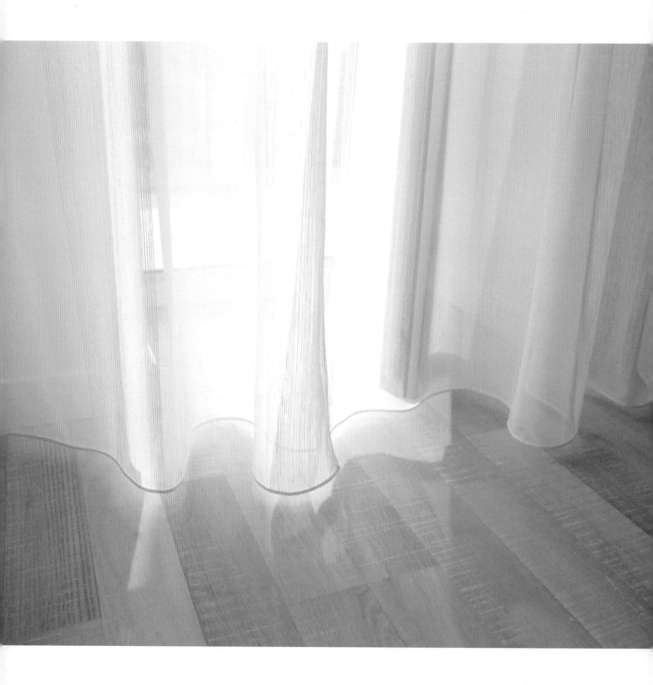

방식을 택했다.

치유요가는 어느 부위에 어떠한 자극이 느껴지는지를 스스로 파악하고 몸의 좌우가 같은 자극을 느끼는지, 혹시 다르다면 어느 쪽이 더 불편한지를 먼저 파악하고, 호흡과 함께 몸의 감각이 회복하는 데 집중한다. 뒤틀리고 막혔던 신경이 회복되었기 때문에 간단한 동작만으로도 더 많은 자극을 얻을 수 있다. 덕분에 빠르게 근력이 발달된다. 무리한 운동이나 통증 없이 효과를 경험할 수 있는 것이다.

◆ 4 몸과 마음의 건강을 함께 돌본다

치유요가에서 호흡은 매우 중요한 요소다. 마음이 긴장했을 때 호흡은 거칠어지고 몸의 순환은 제대로 이루어지지 않는다. 몸과 마음의 소통은 단절되고 이로 인해 통증이 나타나기도 한다. 이때는 적절한 호흡을 통해 몸안의 순환을 돕고 몸과 마음의 균형을 잡는 과정이 필요하다.

치유요가는 동작과 함께 깊고 부드러운 호흡을 반복해 결국 숨소리가 들리지 않을 정도로 고요한 상태에 이르게 한다. 마음의 깊은 곳까지 깨끗이 정화되며 무뎌졌던 신체 구석구석의 신경도 예민하게 회복할 수 있다. 바로 이때 우리는 지쳤던 몸과 마음을 회복하고 진정으로 건강한 상태에 이를 수 있다. 몸과 마음이 하나가 되는 경험을 하는 것이다.

치유요가의 첫 걸음, 호흡과 자세

기본호흡

치유요가는 모든 동작을 호흡과 함께 한다.

깊게 숨을 들이마시고 내쉬며 경직되었던 온몸의 근육도 함께 이완과 수축을 반복하며,

이를 통해 통증을 해소하고 자칫 발생할 수 있는 부상의 위험도 줄인다.

올바른 호흡이 익숙하지 않은 초보자들의 호흡은 대부분 얕고 짧다.

깊고 긴 호흡이 익숙하지 않다면 처음부터 무리하지 않고

점차 호흡의 양과 시간을 늘려간다는 생각으로 순차적으로 진행하는 것이 중요하다.

기본호흡은 본격적으로 요가 동작을 수행하기 전, 시작 단계에서 선행하는 것이 좋다.

충분히 호흡을 진행한 다음 동작을 시작하고,

동작을 수행할 때에는 숨을 멈추거나 참지 않고 고르게 유지해야 한다.

모든 호흡은 목과 어깨의 긴장을 내리고 코 끝에 의식을 집중한다는 생각으로 진행한다.

자연호흡

엉덩이를 바닥에 안정적으로 고정하고 턱을 당겨 뒷목을 자연스럽게 늘린다. 손은 무릎 위에 편안히 올려놓는다.

모든 호흡은 되도록 입을 다문 상태에서 코로만 진행한다. 초보자는 마시는 숨과 내쉬는 숨의 간격을 일정하게 유지하다가 점자 내쉬는 숨의 길이를 더 길게 뺀다. 호흡이 익숙해지면 마시는 숨과 내쉬는 숨 사이에 잠시 숨을 멈춘다. 처음에는 세 가지 호흡을 일정한 비율로 진행하다가 점차 멈춤 숨의 비율을 늘려 최대 4배까지 길게 유지한다.

초급   마시는 숨 - 내쉬는 숨
        5초   5초→10초

중급   마시는 숨 - 멈춤 숨 - 내쉬는 숨
        5초   10초   10초

고급   마시는 숨 - 멈춤 숨 - 내쉬는 숨
        5초   20초   10초

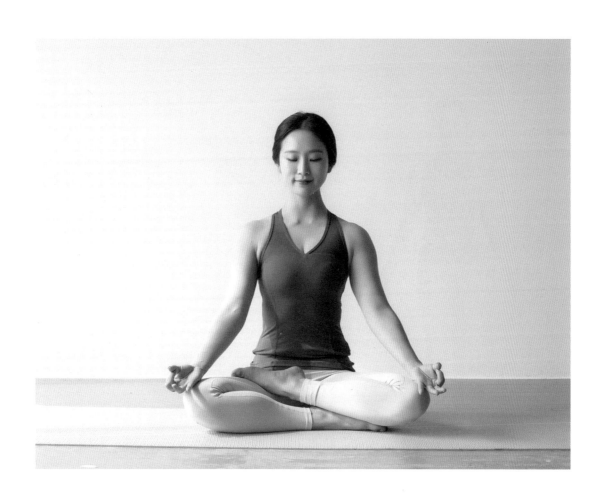

기본자세

요가의 기본 동작인 서기, 앉기, 눕기 자세는 그 자체만으로도 큰 의미를 가지고 있다.

이 자세들은 몸과 마음의 안정과 호흡의 균형은 물론,

우리 몸안의 기운을 활발하게 만드는 요가 동작의 기초와도 같다.

특히 본격적으로 동작을 수행하기 전 기본자세를 통해 온몸의 정렬을 바로잡도록 한다.

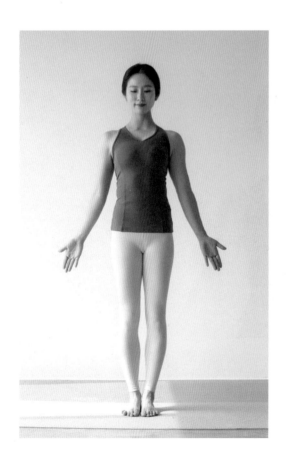

선 자세

타다아사나 *tadasana*

바닥에 양발을 모으고 바르게 선 자세다. 이때 뒤꿈치와 엄지발가락은 서로 맞닿게 한다. 옆에서 바라봤을 때 귀와 어깨, 고관절, 무릎, 발목이 모두 일직선상에 놓인 상태를 유지한다. 가슴과 어깨는 넓게 벌리고 턱을 살짝 당기는 것이 좋다.

이 자세는 서서 하는 모든 동작의 첫 번째 준비 동작으로 머리부터 발끝까지 정렬을 바로잡고 몸 전체의 근육과 골격의 균형을 잡아준다.

편안히 앉는 자세

수카사나 *sukhasana*

편안한 자세로 호흡이나 명상을 할 때 자주 취하는 자세다. 발바닥이 천장을 바라보도록 뒤꿈치를 교차해 앉은 자세로 발목이나 무릎, 고관절에 무리를 주지 않으면서도 안정되고 편안한 상태를 유지할 수 있도록 한다. 앉아서 수행해야 하는 동작들의 기본자세이기도 하다.

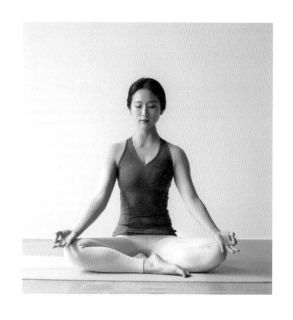

무릎 꿇어 앉는 자세

바즈라사나 *vajrasana*

무릎을 꿇고 뒤꿈치를 벌려 그 사이 엉덩이를 내려놓고 앉는 자세다. 무릎을 꿇고 진행하는 동작의 기본자세이며 호흡과 명상을 할 때에도 활용할 수 있다.
이 자세는 골반이 편안하게 자리 잡아 허리의 바른 정렬을 돕는다. 골반을 바닥으로부터 단단히 지탱해 올려줌으로써 상체의 무게로부터 느껴지는 압력을 줄여주고 편안한 호흡을 돕는다.

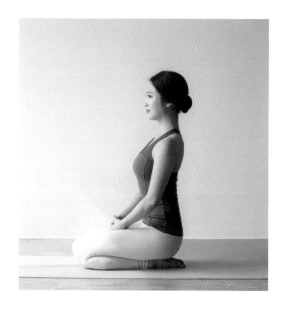

휴식자세로 눕는 자세

사바사나 *savasana*

온몸을 편안하게 이완하는 자세로 몸과 마음의 안정을 돕는 자세다.
스트레스와 긴장감을 해소하는 데에도 도움이 되는 자세이므로 명상에도 적합한 자세다.

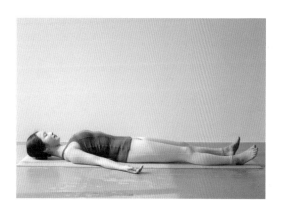

마무리자세

마무리자세를 통해 치유요가 수련이 끝난 뒤 늘어나고 당겨진 온몸의 근육을
편안한 상태로 되돌릴 수 있다. 마무리자세로 온몸의 긴장감을 해소하는 것 역시
요가 수련의 한 과정임을 명심하고 소홀하거나 건너뛰지 않도록 한다.

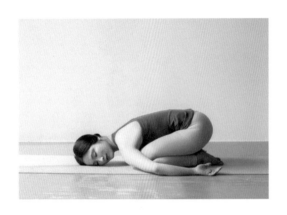

아기자세

바라사나 *balasana*

상체의 움직임이 큰 동작을 한 뒤 긴장을 풀기 위한 자
세다. 심적으로 지쳐 있을 때에도 이 자세를 통해 안정
감과 편안함을 경험할 수 있다.
양쪽 무릎을 가슴 너비로 벌리고 무릎을 꿇고 앉아 상체
를 천천히 숙여 어깨가 바닥에 닿을 때까지 숙인다. 고
개를 한쪽 바닥으로 돌려 편안히 내려 놓은 뒤 눈을 감
고 편안하게 호흡한다.

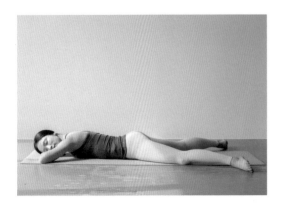

손을 포갠 엎드린 자세

마카라사나 *makarasana*

허리와 등의 긴장을 풀어주고 굽은 어깨와 등을 바르게
펴는 효과를 얻을 수 있다.
매트에 엎드려 양발을 매트 바깥까지 넓게 펼쳐 두고 양
손을 포개 고개를 손등 위에 올린 뒤 휴식을 취한다.

양팔을 앞으로 뻗은 웅크린 자세

사상카사나 *sashankasana*

척추 마디마디를 늘려줘 척추 주변 근육의 긴장감을 풀
어주는 자세다. 척추 주변 신경의 순환을 돕는다.
양쪽 무릎을 가슴 너비로 벌리고 무릎을 꿇고 앉아 상체
를 천천히 숙여 이마를 바닥에 내려놓는다. 양팔을 자
연스럽게 앞으로 뻗어 팔꿈치가 바닥에 닿고 어깨의 긴
장을 풀어 편안한 호흡을 한다.

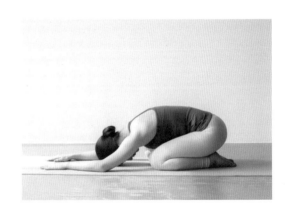

엎드린 휴식자세

마치야 크리다사나 *matsya kridasana*

허리와 등의 긴장을 풀어주는 데 효과적이다. 가슴을
바닥에 내려놓음으로써 몸과 마음의 불안을 가라앉혀
주고 편안하고 안정된 깊은 휴식의 상태로 이끌어준다.
양다리를 골반 너비로 편안하게 벌리고 고개를 한쪽으
로 돌려 볼과 귀가 바닥에 잘 닿도록 한 상태에서 휴식
을 취한다.

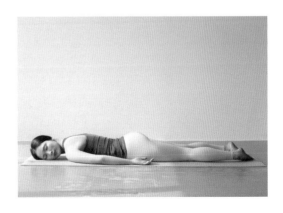

치유요가
도구 준비

매트

요가에 꼭 필요한 기본 도구다. 수련을 할 때 미끄러지는 것을 방지하고 나만의 고유한
공간을 제공하는 역할도 한다. 너무 탄성이 많은 제품보다는 바닥에서 밀리지 않는 밀
착감이 좋은 제품을 선택하는 것이 좋다.

스트랩

유연성이 부족한 경우 스트랩을 이용해서 쉽게 자세를 취할 수 있다. 다만 스트랩을 사
용할 때에는 스트랩을 잡은 손에 너무 많은 힘을 주어 어깨와 팔이 긴장하지 않도록 주
의해야 한다.

블록

요가 동작을 완성하기 위한 보조 도구로 사용하거나, 바닥에 앉는 자세가 불안정할 때
사용한다. 특히 앉아서 호흡과 명상을 할 때 블록을 사용하면 골반을 바닥에 바르게 고
정시키고 상체의 긴장감을 줄여 줘 더 깊은 호흡을 할 수 있다.

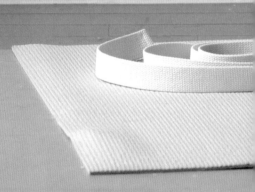

(프롭)

굵은 어깨나 등의 긴장감을 풀어주고, 근육과 골격의 균형을 잡아줄 때 사용한다. 나무로 된 재질이므로 자극이 너무 강할 때에는 수건을 대고 사용하는 것이 좋다.

(땅콩볼)

땅콩처럼 생긴 소도구다. 섬세한 근육과 신경을 자극하고 풀어줄 때 사용한다. 특히 목과 등의 긴장된 근육과 신경을 풀어주고 이완하는 데 도움이 된다. 다만 미세한 신경과 근육을 자극하기 때문에 반드시 깊은 호흡과 함께 수행해야 하며 무리하지 말고 천천히 진행해야 한다.

(수건)

일상에서 쉽게 활용할 수 있는 도구다. 눕거나 앉아서 하는 동작을 할 때 허리에 긴장감이 느껴지거나 골반의 균형이 안 맞을 때 편리하게 활용할 수 있다. 신체의 불균형 정도에 따라 수건을 접어 두께를 조절해 사용할 수 있다.

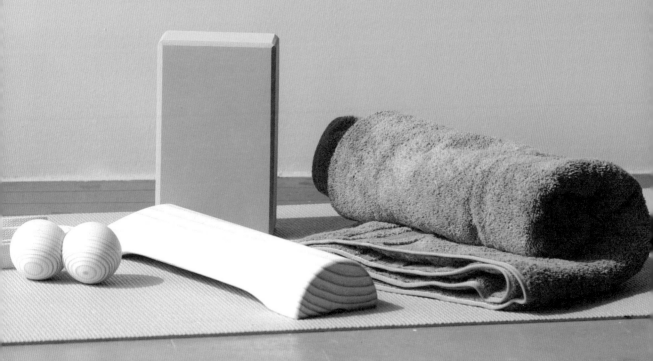

치유요가
주의사항

'지나친 것은 미치지 못한 것과 같다'는 말이 있다. 치유요가 역시 마찬가지다. 현재 몸과 마음의 상태를 살펴 스스로 통증을 치유하는 치유요가에서는 자신에게 맞는 수준의 수련이 가장 중요하다고 볼 수 있다. 조급한 마음으로 욕심을 부려 무리하다 보면 오히려 더욱 심한 통증을 초래할 수도 있으니 아래 주의사항을 꼼꼼히 살피고 따르도록 한다.

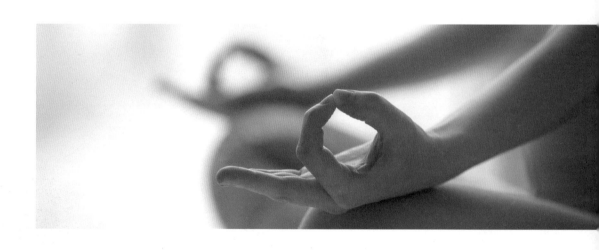

호흡
- 모든 동작을 할 때 코로 숨을 쉰다.
- 숨을 멈추거나 참지 않는다.

동작
- 수련을 할 때는 자극이 느껴지는 부위에 집중한다.
- 모든 동작은 자신이 할 수 있는 수준에서 충분한 시간을 가지고 천천히 수행한다.
- 온몸으로 순환하는 에너지를 느끼며 자세를 유지한다.

강도
- 무리하게 동작을 완성하려 하지 말고 본인이 할 수 있는 만큼만 수행한다.
- 수련 과정에서 호흡에 어려움을 느끼거나 현기증이 일어나면 모든 동작을 멈추고 증상이 완화됐을 때 다시 수련을 진행한다.

준비와 마무리
- 수련 전에는 가능한 공복을 유지하고, 적어도 수련 1시간 전에는 모든 식사를 마무리한다.
- 수련이 끝난 직후 샤워나 식사 등은 삼가고 적어도 30분에서 1시간이 지난 후 진행한다.

PART
02

머리부터 발끝까지
통증 없이 삽니다

:

부위별 치유요가

통증으로 힘들어하는 모든 이들을 위한
'3STEP 통증 프로그램'입니다.
통증에 대한 두려움으로
쉽게 운동을 시작하지 못하는 사람도
부담 없이 시작할 수 있도록
통증을 느끼는 부위와 정도에 따라
'완화-균형-강화'의 순서로 프로그램을 구성했습니다.
천천히, 그리고 꾸준히 훈련하다 보면
어느새 일상을 괴롭히던 통증에서
벗어날 수 있을 거에요.

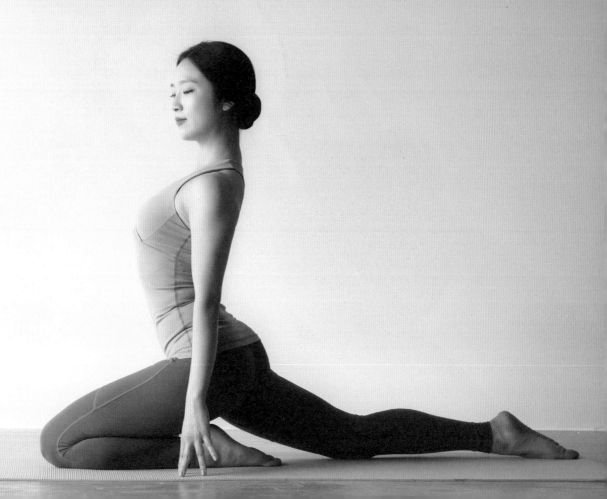

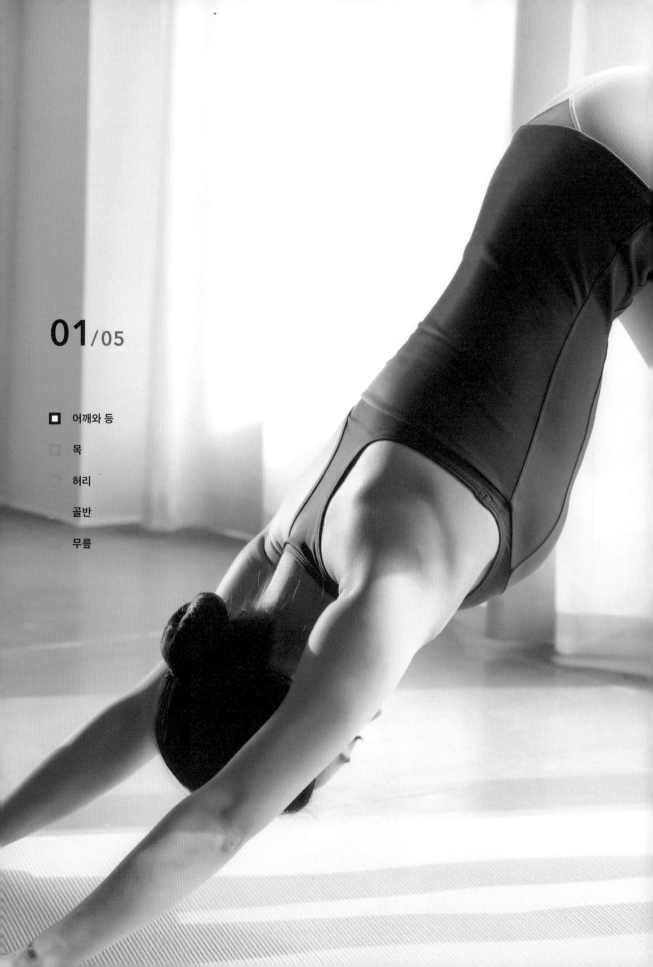

01/05

☐ 어깨와 등

☐ 목

☐ 허리

☐ 골반

☐ 무릎

어깨와 등

요가원을 처음 방문하는 분들과 상담을 하다 보면 가장 많이 불편함을 호소하는 부위가 바로 어깨와 등입니다. "어깨와 등이 뭉치고 무겁다" "어깨 통증 때문에 팔을 들 수 없다" "치료나 마사지를 받아도 효과가 그때뿐이다"라고 호소하지요.

이러한 통증은 대부분 오랜 시간 앉아 동일한 작업을 반복하는 탓에 어깨와 등이 안으로 굽는 자세로 굳어버렸기 때문에 발생합니다. 거기다 각종 스트레스와 긴장감이 근육과 신경을 경직시켜 혈액순환을 방해하기 때문에 통증이 더욱 심화되곤 합니다. 이런 상태가 지속되면 어깨와 등의 통증은 턱과 목, 팔의 움직임을 방해하는 수준에 이르게 됩니다.

이를 바로잡기 위해서는 척추를 둘러싸고 있는 근육을 강화시켜 올바른 자세를 유지하는 훈련을 반복해야 합니다. 깊은 호흡을 통해 좁아졌던 가슴을 넓게 펴고 갈비뼈의 위치를 바로잡으면 몸의 앞면이 확장되면서 앞으로 구부정하게 말려 있던 어깨와 등 역시 바르게 펴집니다.

앞으로 소개할 동작들은 어깨와 등의 통증을 완화해줄 뿐만 아니라 근육과 골격의 회복과 균형 감각을 되찾아주는 데 도움이 되므로 꾸준히 수련하세요.

 나에게 맞는 치유요가 단계 선택하기 (✓ 3개: 완화 ✓ 1~2개: 균형 ✓ 0~1개: 강화)

☐ 어깨와 등의 통증이 느껴지거나 팔 저림 증상이 있다.

☐ 팔을 어깨 높이 이상 들면 통증이 느껴진다.

☐ 팔을 등 뒤로 돌려 양손으로 깍지 끼기가 어렵다.

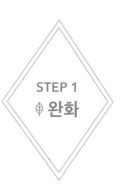

STEP 1
❀ 완화

팔꿈치 옆으로 밀어 어깨 펼치기

어깨 관절 주변 근육뿐만 아니라 팔 안쪽 근육을 강화해 어깨 통증을 예방하고 완화한다. 어깨와 가슴을 활짝 열어줌으로써 날개뼈와 날개뼈 사이 근육을 발달시키는 데에도 효과가 있다.

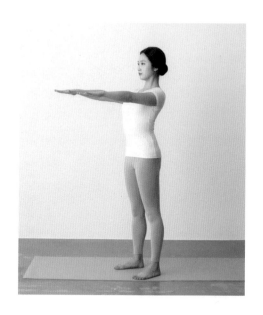

기본

양발을 어깨 너비로 벌리고 바르게 선다. 양팔을 천천히 앞으로 뻗어 어깨와 일직선이 되도록 한다. 숨을 들이쉬고 내쉬면서 팔 전체를 어깨 관절에 깊고 단단히 고정한다.
—
TIP. 팔 전체에 단단히 힘을 준 상태에서 동작을 진행한다. 팔 근육이 약하다면 주먹을 쥐고 진행한다.

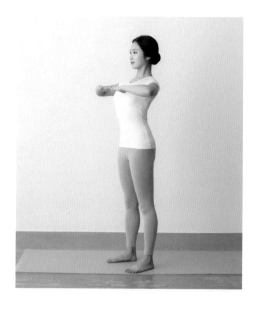

동작 1

내쉬는 숨에 양 팔꿈치를 어깨선과 나란하게 양 옆으로 천천히 밀어낸 후 팔을 어깨 앞에 편안히 둔다.

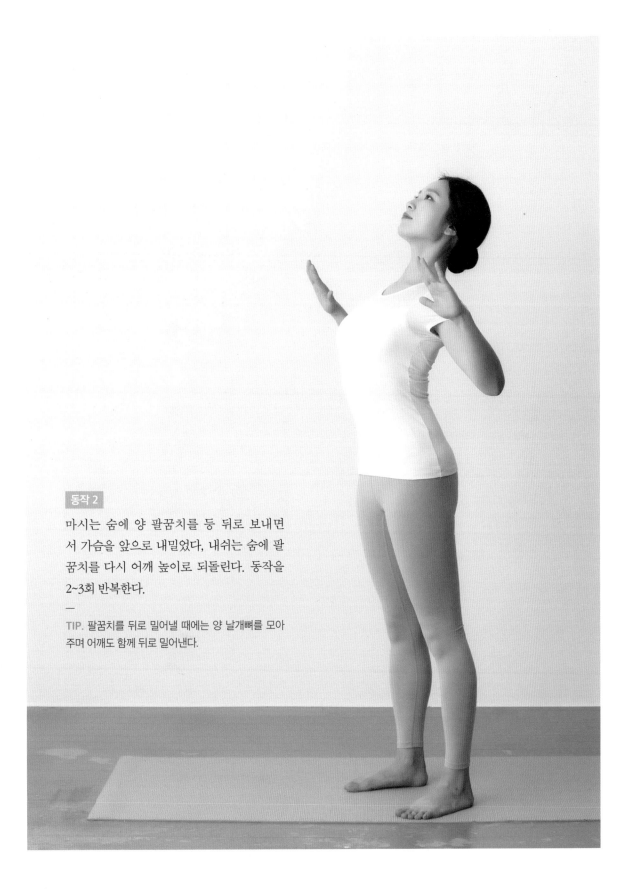

마시는 숨에 양 팔꿈치를 등 뒤로 보내면
서 가슴을 앞으로 내밀었다, 내쉬는 숨에 팔
꿈치를 다시 어깨 높이로 되돌린다. 동작을
2~3회 반복한다.

—

TIP. 팔꿈치를 뒤로 밀어낼 때에는 양 날개뼈를 모아
주며 어깨도 함께 뒤로 밀어낸다.

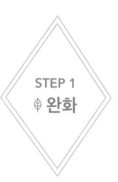
등 뒤로 팔 접어 팔꿈치 위로 뻗기

스트레칭을 반복하면서 긴장하고 굳은 어깨와 등 근육에 적절한 자극을 주는 동작이다. 뭉쳤던 근육과 신경을 풀어주고 이완시킨다.

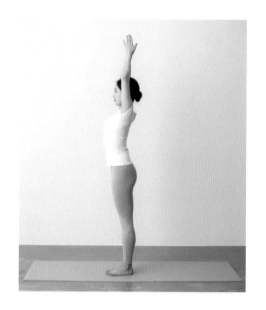

기본

양발을 골반 너비로 벌리고 바르게 선다. 마시는 숨에 양팔을 옆으로 펼치면서 머리 위까지 곧게 뻗는다. 손바닥을 맞대고 손끝이 천장을 향하도록 유지하며 시선은 정면을 바라본다.

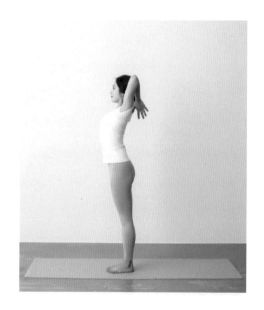

동작 1

내쉬는 숨에 양팔을 등 뒤로 천천히 접어 손가락이 바닥을 향하게 한다. 팔꿈치를 천장 쪽으로 뻗으며 어깨 근육의 자극을 느낀다.

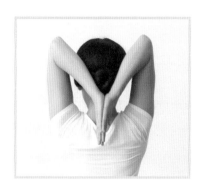

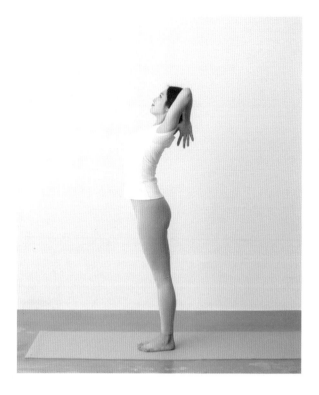

동작 2

가슴을 천장으로 들어 올린다는 느낌으로 어깨와 가슴을 최대한 넓게 펼친다. 이때 겨드랑이가 정면을 바라보도록 하고 5~10초 동안 자세를 유지한다.

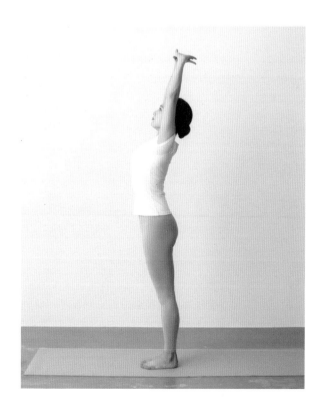

동작 3

마시는 숨에 깍지 낀 양손의 손바닥이 천장을 향하도록 팔을 밀어 올린 뒤 내쉬는 숨에 양 옆으로 펼치며 어깨와 팔을 끌어내린다. 전체 동작을 2~3회 반복한다.

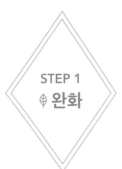
스트랩을 이용한 어깨와 등 긴장 풀기

통증 때문에 틀어진 어깨의 수평을 바로잡는다. 어깨와 등의 긴장을 풀어주고 근육을
발달시키는 효과가 있다.

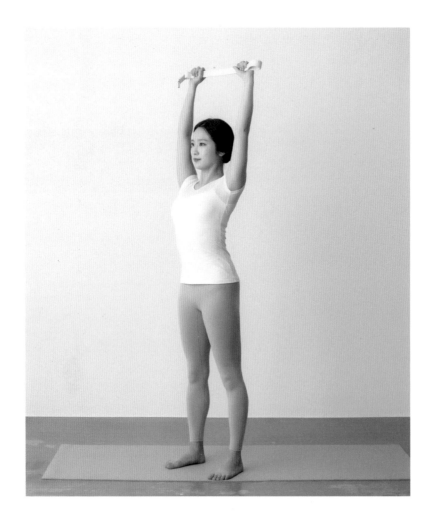

기본

양발을 어깨 너비로 벌리고 바르게 선다. 양손으로 스트랩을 잡은 상태에서 양
팔을 천천히 머리 위로 들어 올린다. 숨을 들이마시고 내쉬면서 팔 전체를 어깨
관절에 깊고 단단히 고정한다.

—

TIP. 스트랩이 없다면 수건으로 대신해도 좋다. 스트랩은 어깨 너비보다 약간 좁게 잡는다.

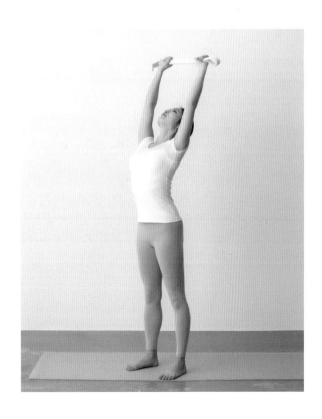

내쉬는 숨에 양팔을 머리 뒤로 보내고 팔꿈
치를 접어 양손이 뒷목에 올 때까지 끌어내
린다. 이 때 양 팔꿈치는 어깨선과 나란하도
록 양 옆으로 밀어내고 양 날개뼈를 가운데
로 모은다.
—
TIP. 팔꿈치가 어깨보다 아래로 처지지 않도록 팽팽한
수평을 유지한다.

동작 2

마시는 숨에 양팔을 머리 위로 밀어 올리고,
내쉬는 숨에 다시 뒷목까지 끌어내려 양 팔꿈
치를 양 옆으로 밀어낸다. 전체 동작을 2~3회
반복한다.
—
TIP. 양팔을 밀어 올릴 때에는 가슴도 함께 위로 밀어
올리고 시선도 천장을 향하도록 한다.

55

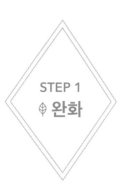

프롭을 이용한 어깨 근육 자극 주기

어깨 관절을 반복해서 앞뒤로 움직여 긴장했던 신경을 이완하는 동작이다. 어깨 통증을 완화하는 데 효과가 있다.

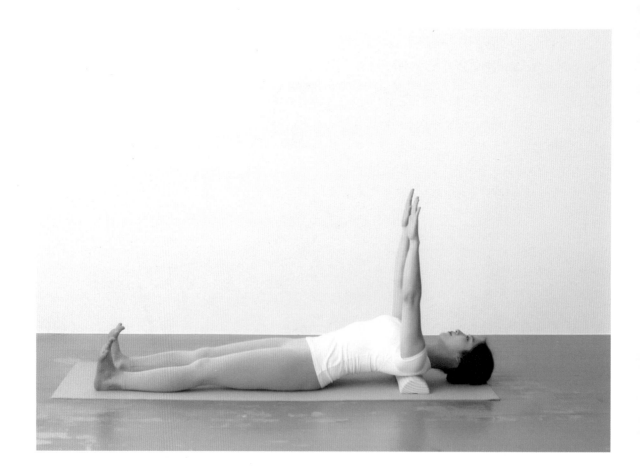

기본

프롭을 어깨 밑에 두고 양발을 골반 너비로 곧게 뻗어 바르게 눕는다. 이때 발가락 끝은 몸쪽으로 끌어당긴다. 마시는 숨에 양팔이 어깨와 수직이 될 때까지 들어 올린다.

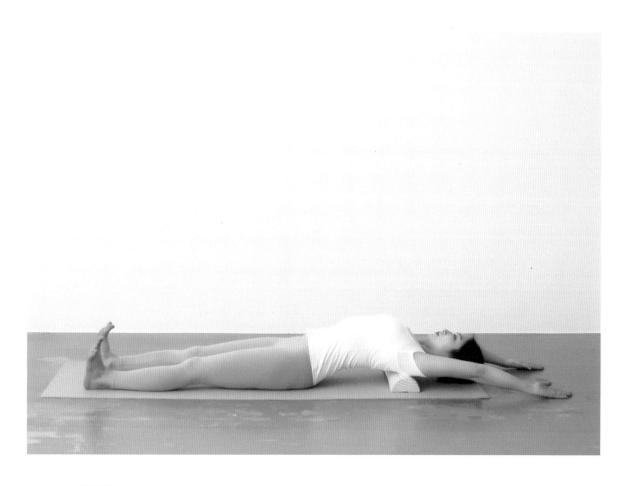

동작 1

내쉬는 숨에 양 어깨를 프롭에 누르면서 양팔을 머리 위쪽 바닥으로 끌어내린다. 마시는 숨에 위로 넘겼던 양팔을 수직으로 들어 올리고, 숨을 내쉬며 다시 바닥으로 내린다. 호흡에 맞춰 전체 동작을 3~5회 반복한다.

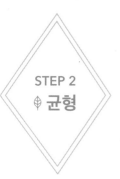

등 뒤로 깍지 끼고 위아래, 좌우로 흔들기

경직된 어깨 관절을 유연하게 풀어주는 동시에 날개뼈와 날개뼈 사이 근육을 자극한
다. 경직된 등 근육을 이완하고 굽었던 어깨를 펴는 데 효과적이다.

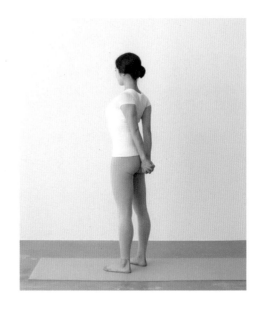

기본

양발을 골반 너비로 벌리고 바르게 선다. 양
손은 등 뒤로 보내 깍지를 낀다.

—

TIP. 깍지 끼는 것이 힘들다면 스트랩(수건)을 이용해
도 좋다. 다만 이때에도 양 날개뼈를 모아줄 정도의 너
비를 유지해야 한다.

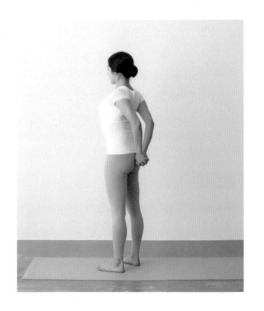

동작1

마시는 숨에 어깨를 귀 높이까지 들어 올렸
다 내쉬는 숨에 어깨를 회전하듯 뒤로 돌려
양 날개뼈를 서로 붙인다는 느낌으로 모은
다. 동시에 귀와 어깨의 사이가 멀어지도록
어깨와 양팔을 아래로 끌어내린다. 동작을
2~3회 반복한다.

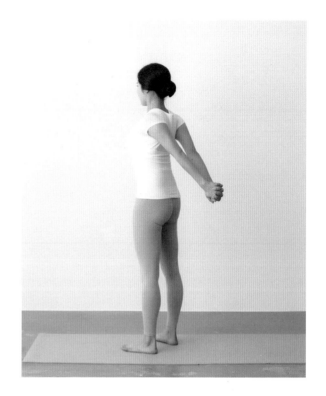

동작 2

깍지 낀 손을 45도 정도 들어 올린다. 날개뼈 사이 근육의 자극을 느끼며 손을 위아래로 3~5회 반복해서 움직인다.

—

TIP. 손의 힘을 이용하는 것이 아니라 팔 전체를 사용해 동작을 수행한다.

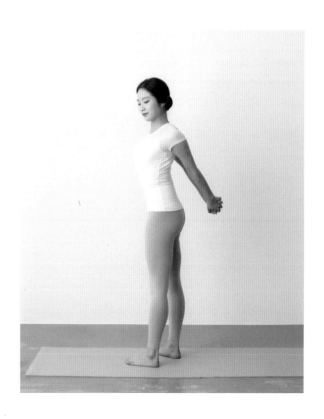

동작 3

동작 1 을 다시 수행하고, 깍지 낀 손을 다시 45도 정도 들어 올린다. 그 상태에서 이번에는 좌우로 3~5회 반복해서 움직인다. 어깨와 등 근육의 자극을 충분히 느낀 후 양팔을 풀어 놓는다.

—

TIP. 팔을 움직일 때는 어깨도 함께 움직여 어깨의 수평을 항상 유지한다.

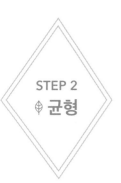
양팔 수직으로 교차해 서로 밀어내기

뒤쪽 어깨와 등 근육을 확장해 긴장했던 근육과 신경을 이완한다. 팔 안쪽 근육을 자극해 겨드랑이 안쪽의 림프절 순환을 돕는 효과가 있다.

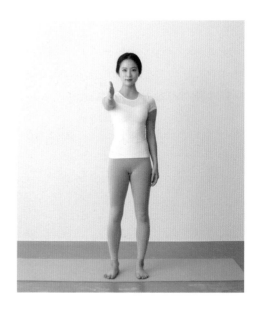

기본

양발을 골반 너비로 벌리고 바르게 선다. 오른팔을 앞으로 뻗어 어깨 관절에 단단히 고정시킨다.

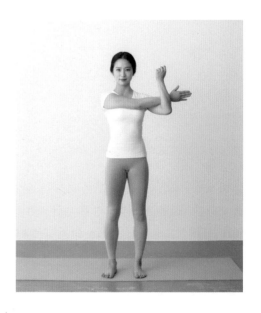

동작 1

내쉬는 숨에 뻗었던 오른팔을 가슴 앞으로 가져오고 왼팔은 굽혀 오른쪽 팔꿈치 옆에 댄다. 숨을 내쉬며 굽힌 왼팔의 힘으로 오른팔을 몸 쪽으로 당겨 오른쪽 어깨 뒤쪽과 등을 확장시킨다.

—

TIP. 양 어깨가 항상 수평을 유지할 수 있도록 주의한다.

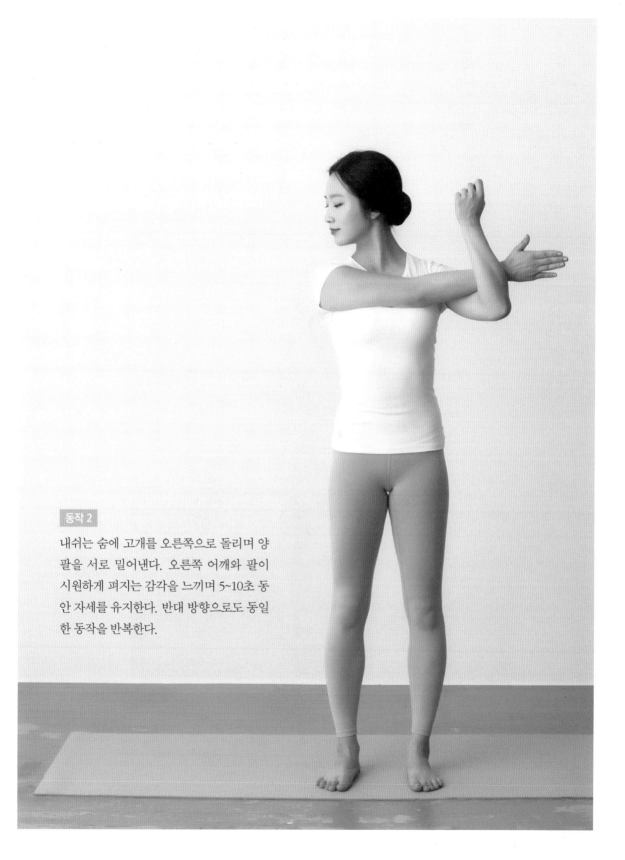

내쉬는 숨에 고개를 오른쪽으로 돌리며 양
팔을 서로 밀어낸다. 오른쪽 어깨와 팔이
시원하게 펴지는 감각을 느끼며 5~10초 동
안 자세를 유지한다. 반대 방향으로도 동일
한 동작을 반복한다.

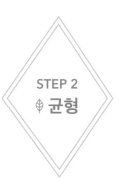

양손 머리 뒤로 보내 어깨 끌어내리기

어깨 주변의 승모근과 날개뼈 사이 근육을 적절하게 자극한다. 근육 속 신경의 회복과 혈액순환을 돕고 약해졌던 근력을 회복시키는 데 도움이 되는 동작이다.

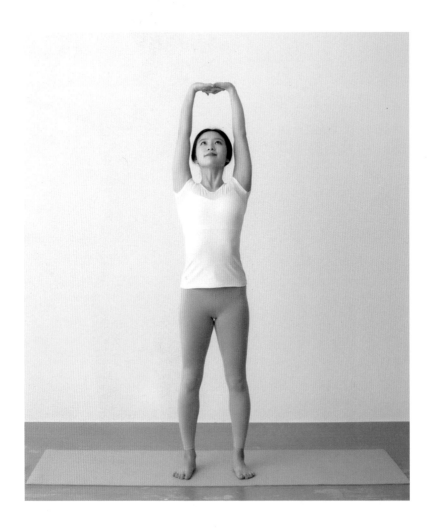

기본

양발을 골반 너비로 벌리고 바르게 선다. 마시는 숨에 깍지 낀 손을 가슴까지 들어 올리고 내쉬는 숨에 손바닥을 뒤집어 천천히 머리 위로 밀어 올린다. 시선 은 손을 따라 천장을 향한다.

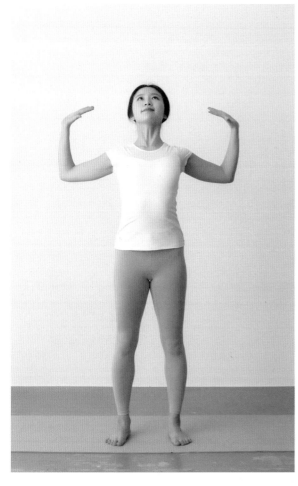 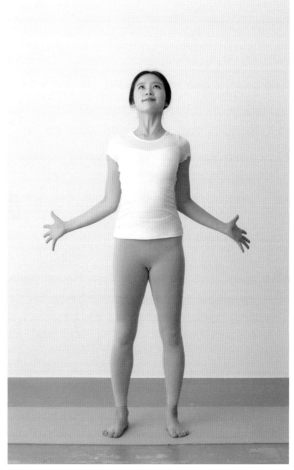

내쉬는 숨에 깍지 낀 손을 풀어 양팔에 힘을 주면서 팔꿈치로 강하게 허공을 밀며 아래로 끌어내린다. 이때 양 날개뼈를 모으듯 양팔을 등 뒤로 회전시켜 팔뚝 안쪽이 옆구리에 닿는다는 느낌으로 끌어내린다. 전체 동작을 2~3회 반복한다.

—

TIP. 모든 동작에서 어깨와 귀가 최대한 멀리 떨어진 상태를 유지할 수 있도록 어깨도 함께 끌어내린다.

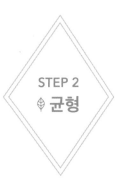
낮은 고양이 기지개

어깨와 등 근육을 발달시키고 특히 어깨와 등의 정렬을 맞춰줘 목과 팔의 혈액순환을 돕는다. 폐의 공간을 넓히는 자세이므로 깊은 호흡을 도와 심신의 긴장감을 해소하는 효과도 있다.

기본

손과 무릎은 바닥에 대고 어깨 아래에 손목이 오도록 한다. 다리는 골반 너비로 벌리고 무릎과 바닥은 직각을 유지한다. 시선은 바닥을 보고 편안한 호흡을 한다.

—

TIP. 손목과 어깨에 무게 중심이 쏠리지 않도록 유의하고 복부와 허리에 힘을 줘 단단하게 유지한다.

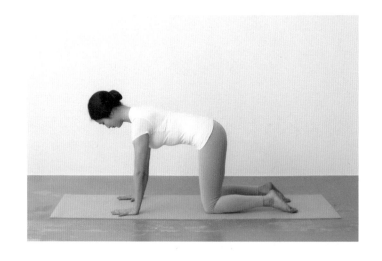

동작 1

오른손을 30cm 앞으로 편안하게 뻗는다.

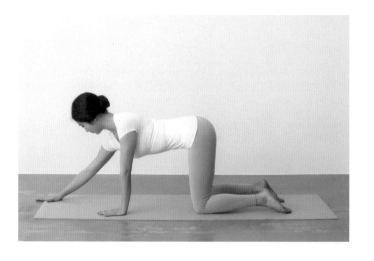

내쉬는 숨에 엉덩이와 허리를 누가 잡아당긴다는 느낌으로 뒤로 뺀다. 동시에 오른쪽 팔과 겨드랑이, 어깨를 충분히 늘려 가슴과 턱이 바닥에 닿도록 하며 왼 팔꿈치는 옆으로 밀어낸다. 이 자세를 10~15초간 유지한다. 마시는 숨에 상체를 다시 앞으로 보내고 오른손도 제자리로 돌아온다. 왼쪽도 같은 동작을 반복한다.

—

TIP. 가슴과 턱이 바닥에 닿지 않을 경우 가슴 아래 방석을 깔고 턱 대신 이마를 바닥에 댄다.

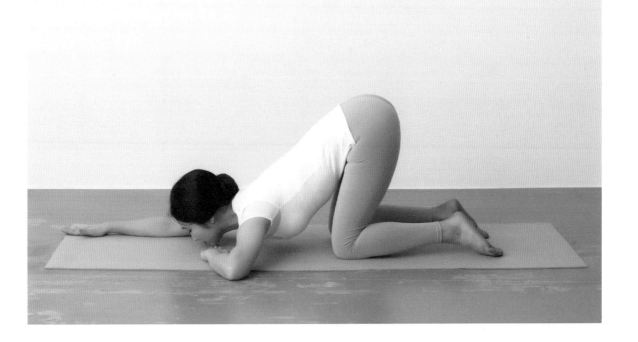

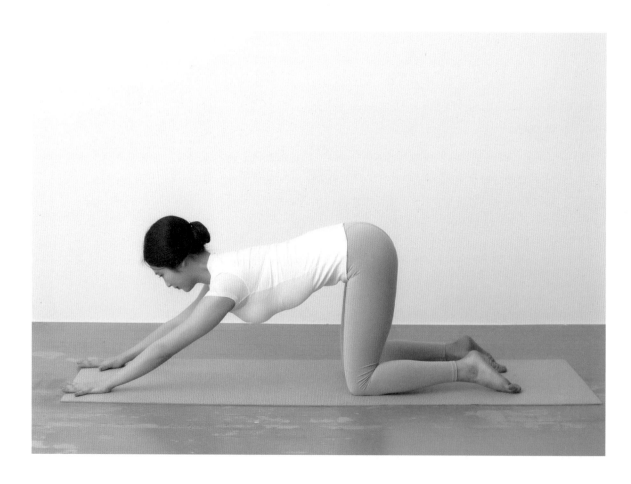

동작 3

기본 자세로 돌아온 뒤, 마시는 숨에 이번에는 양손을 모두 30㎝ 앞으로 편안하게 뻗는다.

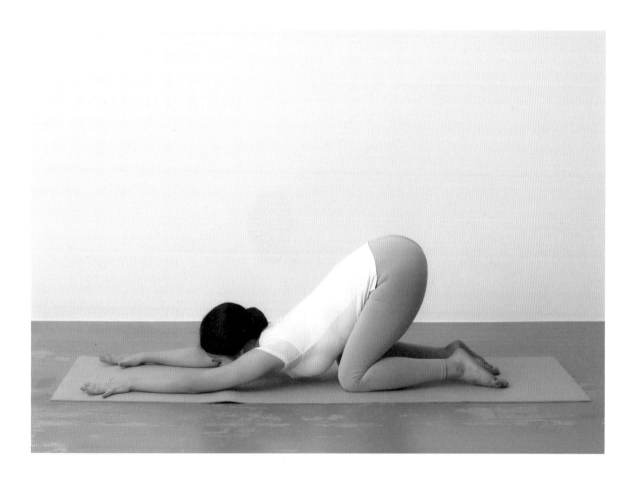

동작 4

내쉬는 숨에 양 무릎으로 바닥을 누르며 엉덩이와 허리를 뒤로 뺀다. 양쪽 팔과 겨드랑이, 어깨를
충분히 늘려 가슴과 턱이 바닥에 닿도록 한다. 이 자세를 15~20초간 유지한다. 내쉬는 숨에 엉덩
이를 뒤꿈치에 내린 후, 상체를 말아 올려 세우고 동작을 마무리한다.

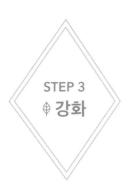
요가무드라

어깨와 등을 강하게 뒤로 젖히는 동작으로 가슴이 열리고 호흡이 길어진다. 이마부터 배꼽까지 강한 에너지의 순환을 느낄 수 있다.

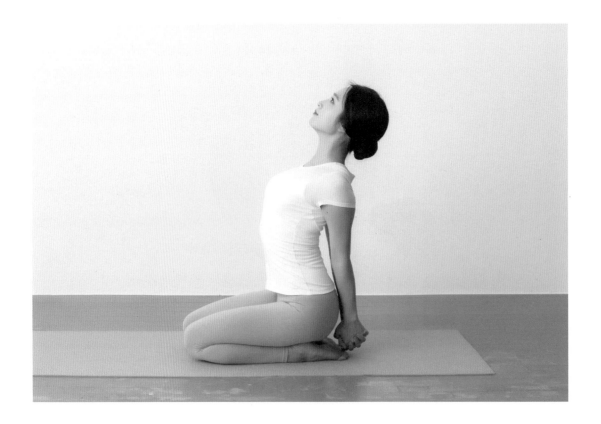

기본

무릎을 꿇고 허리를 세워 바르게 앉는다. 양손은 등 뒤로 보내 깍지를 낀다. 마시는 숨에 양 어깨를 끌어올리고, 내쉬는 숨에 어깨와 팔을 뒤로 회전시키며 아래로 깊게 끌어내린다. 동시에 고개는 뒤로 젖히고 천장을 바라본다.

숨을 깊게 마시고 내쉬면서 배 - 가
슴 - 머리 순으로 천천히 바닥에 내
린다. 이때 배는 허벅지 위에 두고
가슴은 무릎과 맞닿도록 한다. 이마
는 바닥에 내린다.

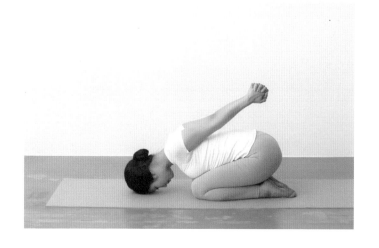

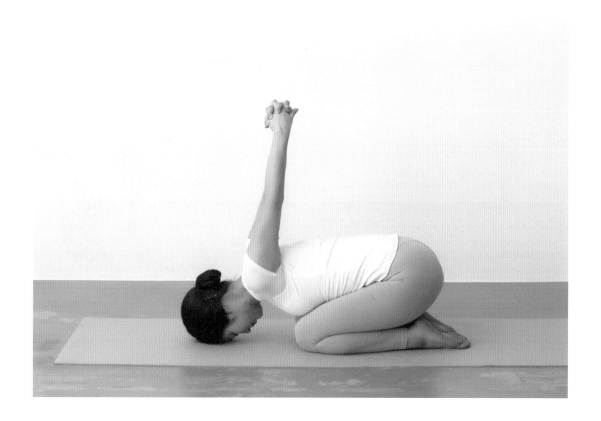

숨을 깊게 마시며 깍지 낀 손을 최대한 위로 밀어 올린다. 이때 엉덩이가 뒤꿈치에서 떨어지지 않
도록 주의한다. 내쉬는 숨마다 팔을 깊게 머리 쪽으로 보내며 호흡과 함께 15~20초간 자세를 유지
한다. 마시는 숨에 머리 - 가슴 - 배 순으로 상체를 들어 올려 마무리한다.

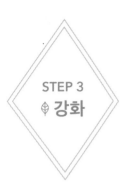

STEP 3
강화

등 뒤로 깍지 낀 뱀자세

어깨와 팔을 강하게 뒤로 보내는 자세로 긴장된 등 근육과 어깨 근육을 풀어주는 데 효과적이다.

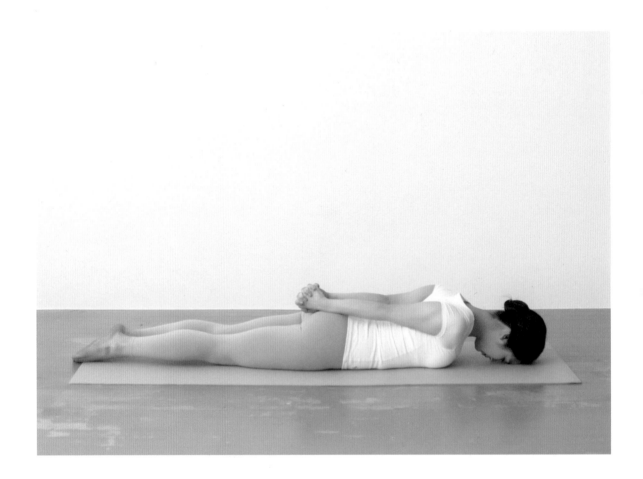

기본

이마는 바닥에 대고 손바닥이 천장을 향하게 한 뒤 바르게 눕는다. 마시는 숨에 양팔을 등 뒤로 가져가 깍지를 낀다. 이때 양 팔꿈치의 거리는 최대한 가깝게 유지한다.
—
TIP. 어깨가 긴장하지 않고 최대한 귀와 어깨 사이가 멀어질 수 있도록 주의한다.

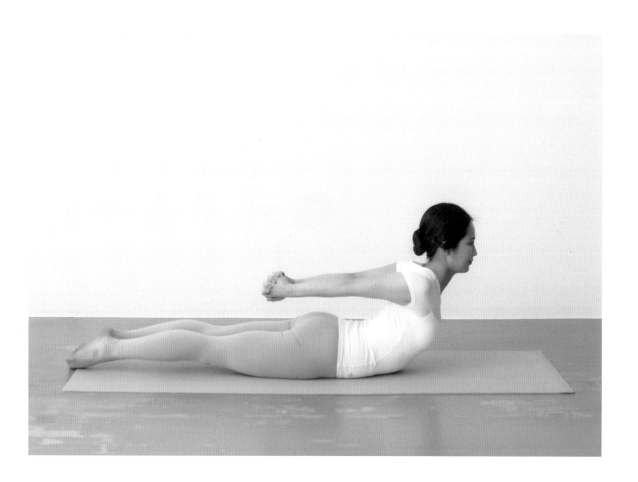

마시는 숨에 머리를 들고 동시에 가슴을 바닥에서 들어 올린다. 팔을 들어 올려 최대한 등에서 멀리 밀어내고 손은 발쪽으로 밀어 보낸다. 뒤꿈치는 단단히 붙이고 시선은 정면을 바라본다. 자세를 15~20초 유지한다. 내쉬는 숨에 상체를 내리고 고개를 옆으로 돌려 휴식을 한다.

—

TIP. 최대한 귀와 어깨가 멀어진 상태에서 팔을 뒤로 잡아당긴다. 날개뼈 사이가 좁아질 수 있도록 깍지 낀 양팔을 최대한 가까이 모은다.

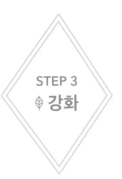
한쪽 어깨 바닥에 대고 반대 팔 넘기기

어깨를 강하게 열어줌으로써 굽은 등과 어깨의 균형을 바로잡는다. 척추 마디마디를
비틀어주는 자세로 척추 전체의 골격과 근육을 강화시키는 효과가 있다.

기본

손과 무릎은 바닥에 대고 어
깨 아래에 손목이 오도록 한
다. 다리는 골반 너비로 벌리
고 무릎과 바닥은 직각을 유
지한다. 시선은 바닥을 보고
편안한 호흡을 한다.

—

TIP. 손목과 어깨에 무게 중심이
쏠리지 않도록 유의하고 복부와 허
리에 힘을 줘 단단하게 유지한다.

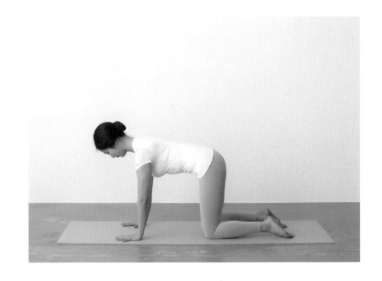

동작 1

왼손은 바닥을 깊게 누르고
마시는 숨에 오른팔을 천천히
위로 올린다. 시선은 오른쪽
손끝을 바라보며 오른쪽 가슴
과 어깨를 뒤로 젖힌다.

—

TIP. 오른팔을 올리기 힘든 경우에
는 왼쪽 손끝을 세워 바닥에 댄 상
태에서 상체를 들어 올리면 수월
하게 할 수 있다.

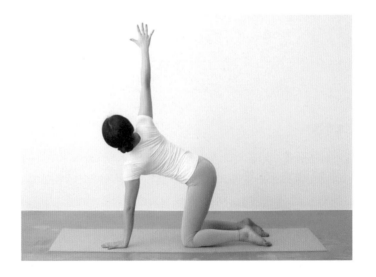

내쉬는 숨에 위로 올렸던 오른팔을 오른쪽 가슴 밑 바닥으로 깊숙이 밀어 보낸다. 오른쪽 손바닥이 천장을 바라보게 하고 오른쪽 어깨와 머리를 바닥에 댄다.

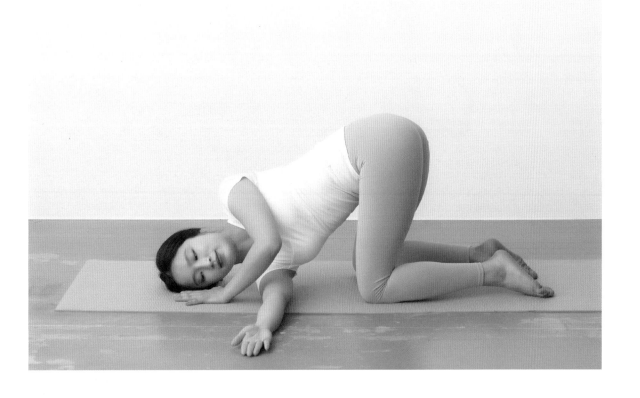

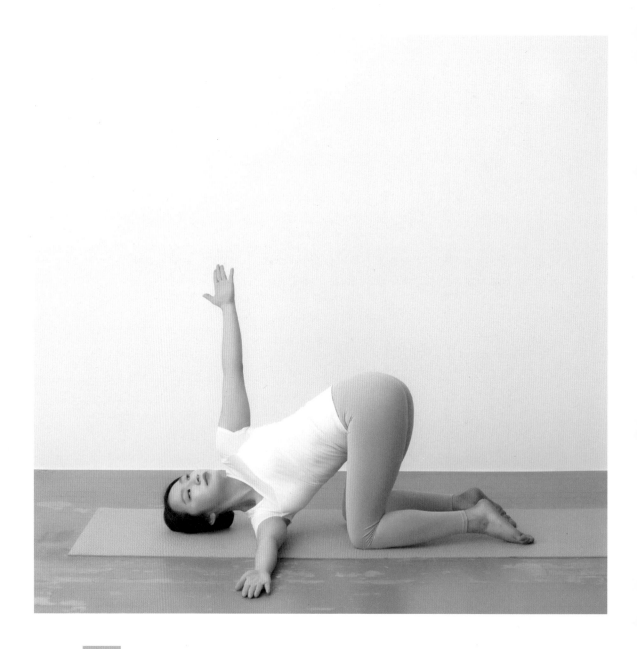

동작 3

마시는 숨에 왼팔을 천장으로 뻗고 내쉬는 숨에 왼쪽 어깨를 열어 뒤쪽으로 깊게 보낸다. 가슴과 어깨 앞면이 펼쳐지는 자극을 느끼며 15~20초 자세를 유지한다. 마시는 숨에 왼손을 제자리에 내려놓고 내쉬는 숨에 왼팔을 빼 기본 자세로 돌아온다. 반대쪽도 같은 동작을 반복한다.

—

TIP. 바닥에 놓인 어깨가 뜨지 않도록 안정감 있게 눌러준다.

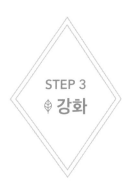
상체 소머리자세

어깨의 수평과 척추의 정렬을 바로잡는 동작이다. 어깨 관절과 팔꿈치, 손목 관절의 균형까지 바로잡는다.

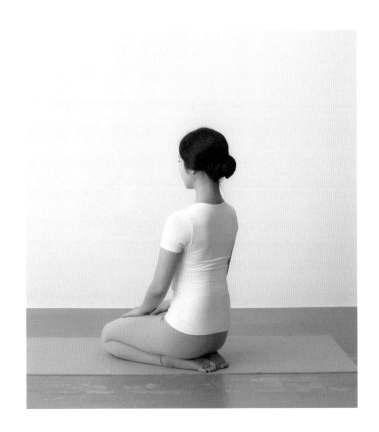

기본

무릎을 꿇고 바르게 앉는다. 이때 엄지발가락은 서로 맞댄 상태를 유지하고 뒤꿈치를 벌려 그 사이 엉덩이를 둔다. 양손은 무릎 위에 놓고 편안히 호흡한다.

—

TIP. 무릎이나 발목이 불편한 경우에는 블록 위에 앉거나 무릎 밑이나 오금 사이, 발등 밑에 방석을 놓아도 좋다.

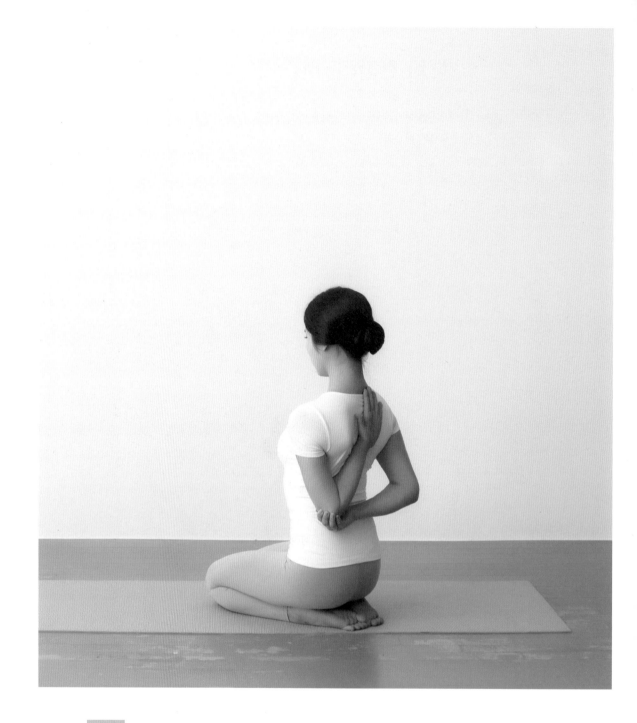

왼팔을 등 뒤로 가져가서 접고 오른손으로 왼쪽 팔꿈치를 잡는다. 내쉬는 숨에 팔꿈치를 등 중앙
으로 더 깊게 밀어 보낸다. 이때 손등은 날개뼈 사이에 위치한다. 자세를 10초 동안 유지한다.

—

TIP. 최대한 왼쪽 어깨를 뒤로 보내고 왼쪽 손등이 등에서 떨어지지 않도록 유의한다.

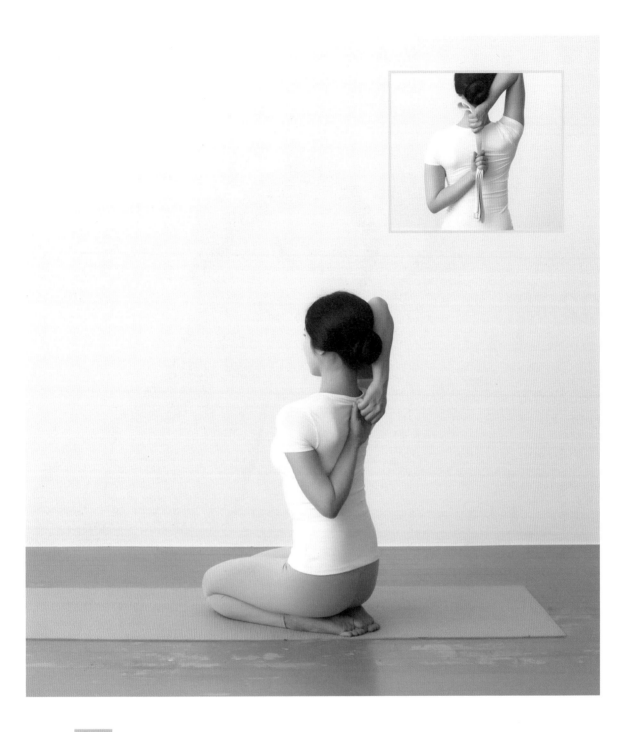

동작 2

마시는 숨에 오른팔을 머리 위로 길게 뻗었다가 내쉬는 숨에 뒤로 접어 손끝이 서로 닿도록 한다.
가능하다면 깍지를 낀다. 가슴과 어깨를 최대한 편 상태에서 정면을 바라보고 호흡과 함께 15~20
초 자세를 유지한다. 반대쪽도 동일한 방법으로 진행한다.

—

TIP. 두 손이 잡히지 않는 경우에는 스트랩(수건)의 양 끝을 잡아 손을 연결할 수 있다.

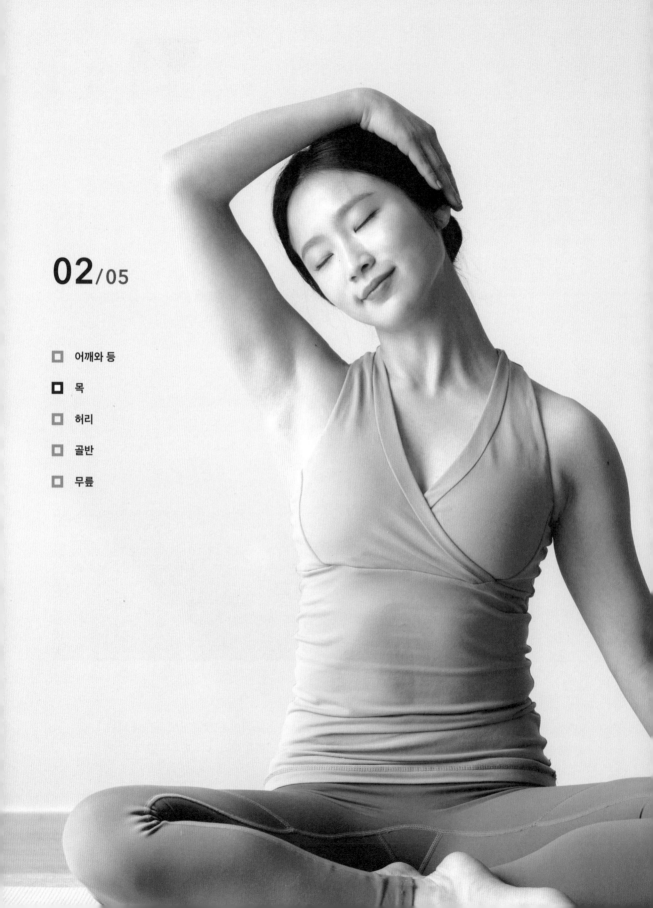

☐ 어깨와 등
☑ 목
☐ 허리
☐ 골반
☐ 무릎

목

목은 머리와 몸통을 연결하는 가교 역할을 하는 중요 부위입니다. 동시에 신경의 지배를 많이 받는 곳이기도 하지요. 게다가 머리의 무게만도 상당해 하루 종일 과중한 업무와 스트레스에 시달리다 보면 어느새 고개를 젖히기도 힘들 정도로 묵직한 통증이 느껴지곤 합니다.

이러한 통증은 대게 목을 앞으로 빼고 턱을 내미는 잘못된 자세로 인해 발생하는 경우가 많습니다. 틀어진 자세로 인해 목 근육과 주변 신경이 위축된 상태가 지속되면 통증을 느끼는 부위가 점차 확대되고 심할 경우 팔 다리가 저리거나 디스크, 마비 증상으로 발전할 수도 있습니다.

목의 긴장을 풀기 위해서는 통증이 느껴지는 부위에 적절한 자극을 주고 목의 움직임을 확장시키는 스트레칭의 과정이 반드시 필요합니다. 특히 모든 동작을 섬세하고 올바른 호흡과 함께 했을 때 그 효과는 더욱 높아집니다.

완화 동작을 통해 목 주변의 긴장을 풀어주고 통증을 없앤 다음 목의 골격과 근육의 정렬을 균형 있게 바로잡고, 그 상태가 유지될 수 있도록 근육을 강화시키는 수련을 꾸준히 반복해야 함을 명심하세요.

 나에게 맞는 치유요가 단계 선택하기 (✓ 3개: 완화 ✓ 1~2개: 균형 ✓ 0~1개: 강화)

☐ 목을 움직일 때마다, 혹은 특정한 방향으로 움직일 때 통증이 느껴진다.

☐ 자주 목에 담이 걸린다.

☐ 옆에서 보면 목이 과도하게 일자를 이루거나 턱이 앞이나 위로 들려 있다.

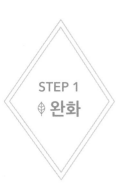

턱 당기고 고개 말기

뒷목의 근육과 신경의 긴장을 풀어줄 수 있다. 뒷목의 통증을 완화하고 혈액순환을 도와 두통을 해결한다.

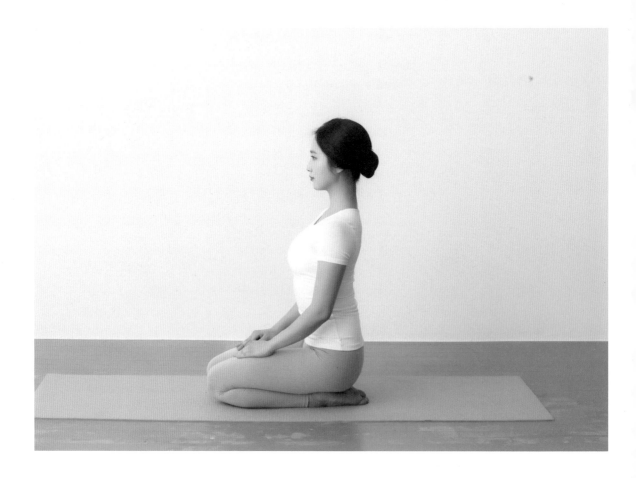

기본

허리를 바르게 세워서 앉거나 서서 어깨와 가슴을 펴고 시선은 정면을 바라본다. 편안한 호흡을 3회 반복한다.

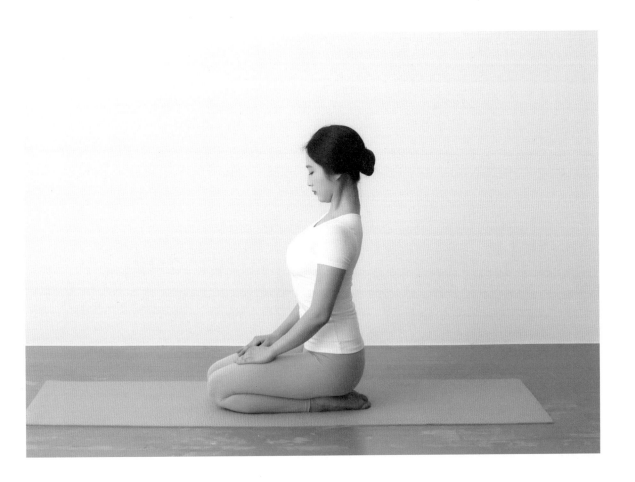

동작 1

내쉬는 숨에 턱을 강하게 끌어당기고 뒷목은 뒤로 보낸다. 동시에 뒷목을 위쪽으로 밀어 올려 길게 늘리고 목 근육을 강화한다. 뒷머리 - 뒷목 - 등까지 이어지는 근육이 이완되는 것을 느끼며 10~15초 자세를 유지한다. 전체 동작을 2회 반복한다.

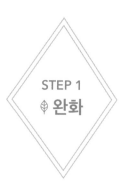

고개 좌우로 돌리기

경추를 비틀어줌으로써 목 근육과 신경의 균형을 잡아준다. 깊은 호흡을 통해 교감신경과 부교감신경의 균형을 바로잡아 몸과 마음의 안정감을 회복시켜준다.

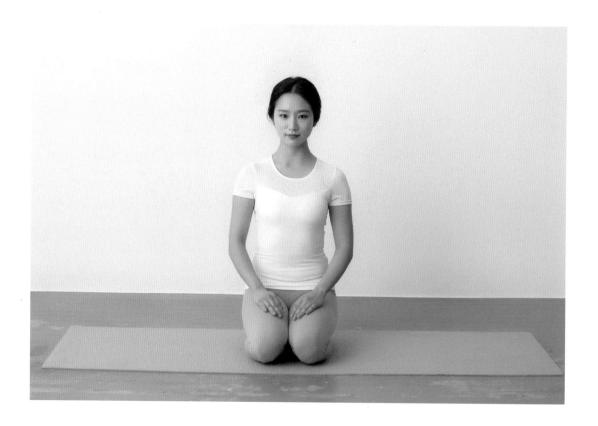

기본

어깨와 가슴을 펴고 앉거나 서서 시선은 정면을 바라본다. 편안한 호흡을 3회 반복한다. 내쉬는 숨에 턱을 강하게 끌어당기고 뒷목은 뒤로 보낸다.

내쉬는 숨에 뒷목을 위로 밀어 올려 길게 늘리고 목 근육을 강화한다. 턱을 한 번 더 깊게 당기고 정수리부터 말아 뒤통수와 뒷목을 태엽 감듯 말아준다.

—

TIP. 목 근육이 약할 경우 고개를 숙일 때 머리의 무게감으로 목의 부담이 더해질 수 있으니 뒷목의 팽팽함을 유지한다.

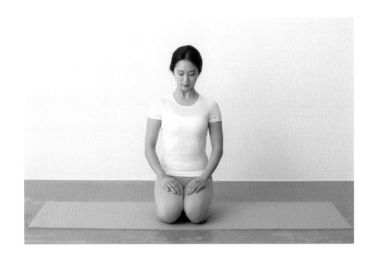

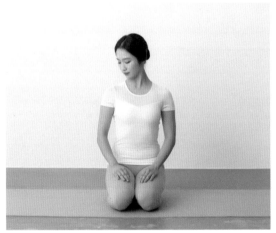

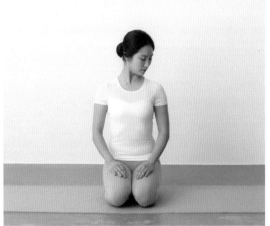

내쉬는 숨에 오른쪽 어깨를 향해 천천히 고개를 돌린다. 그 상태에서 호흡과 함께 15~20초 정도 자세를 유지하고 정면으로 돌아온다. 반대쪽도 동일한 방법으로 진행한다. 좌우 2회 반복한다.

—

TIP. 이때 고개를 돌린 방향의 반대쪽 코(고개 오른쪽: 코 왼쪽)의 숨에 더 집중한다.

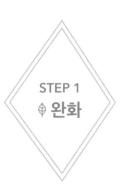

STEP 1
🍃 완화

목 옆선 늘리기

목의 양옆을 확장시켜 한쪽으로 기울어진 목의 균형을 바로잡는다. 목 주변의 혈액순환을 돕고 두통을 해소한다. 기억력 감퇴를 예방하는 데에도 효과적이다.

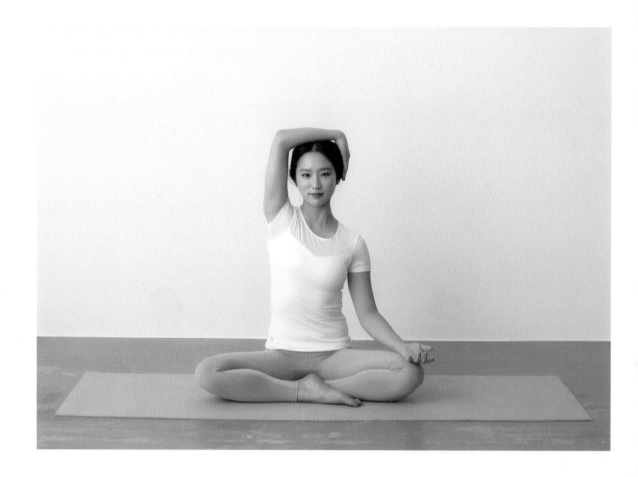

기본

매트에 앉아 뒤꿈치를 앞뒤로 교차해 놓는다. 허리를 바르게 세우고 어깨와 가슴을 펴 시선은 정면을 바라본다. 편안한 호흡을 3회 반복한 뒤 오른손을 들어 왼쪽 귀 옆에 놓는다.

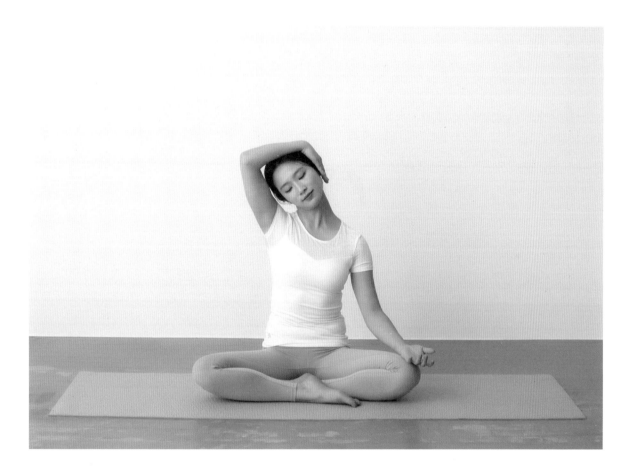

동작 1

내쉬는 숨에 고개를 오른쪽으로 천천히 기울인다. 왼쪽 어깨를 끌어내리며 왼쪽 목 - 어깨 - 팔 - 손끝까지 이완되는 느낌에 집중한다. 15~20초 자세를 유지한 뒤 천천히 제자리로 돌아온다. 반대쪽도 동일한 방법으로 진행한다. 좌우 2회 실시한다.

—

TIP. 고개를 기울일 때 손으로 머리를 강하게 누르지 않는다. 호흡과 함께 손의 무게만 싣는다는 생각으로 자연스럽게 고개를 기울인다.

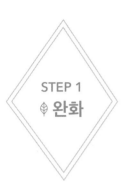
원 그리며 고개 돌리기

목과 등의 연결 부위에 발생한 긴장된 근육과 신경을 풀어준다. 척추의 좌우 균형을 바로잡아 어깨와 등의 통증 해소에도 도움을 준다.

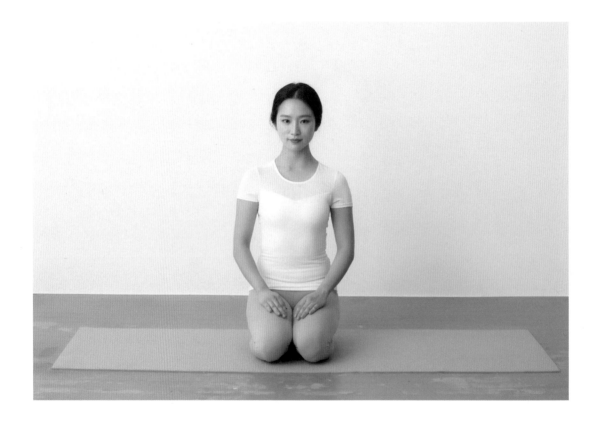

기본

어깨와 가슴을 펴고 앉거나 서서 시선은 정면을 바라본다. 편안한 호흡을 3회 반복한다. 내쉬는 숨에 턱을 강하게 끌어당기고 뒷목은 길게 늘린다.

내쉬는 숨에 뒷목을 위로 밀어 올려 길게 늘리고 목 근육을 강화한다. 턱을 한 번 더 깊게 당기고 정수리부터 말아 뒤통수와 뒷목을 태엽 감듯 말며 고개를 숙인다.

—

TIP. 목 근육이 약할 경우 고개를 숙일 때 머리의 무게감으로 목의 부담이 더해질 수 있으니 뒷목의 팽팽함을 유지한다.

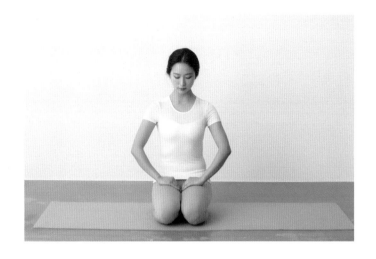

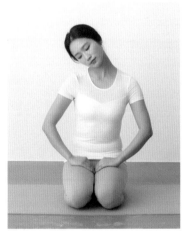 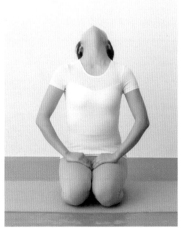 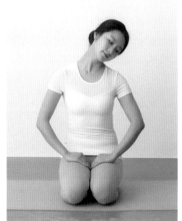

동작 2

내쉬는 숨에 원을 그리듯 천천히 고개를 오른쪽으로 돌린다. 호흡에 맞춰 크게 한 바퀴를 돌고 정면으로 돌아온다. 반대쪽도 동일한 방법으로 진행한다. 좌우 3회 반복한다.

—

TIP. 어깨와 가슴은 항상 정면을 유지하며 턱이 최대한 쇄골과 어깨에 가까워질 수 있도록 한다.

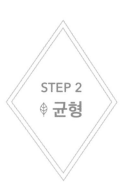

머리 위로 깍지 껴 밀어내기

뒷목과 위쪽 승모근의 긴장감을 풀어주는 동작이다. 척추와 연결된 허리 근육을 강화하는 효과도 있다.

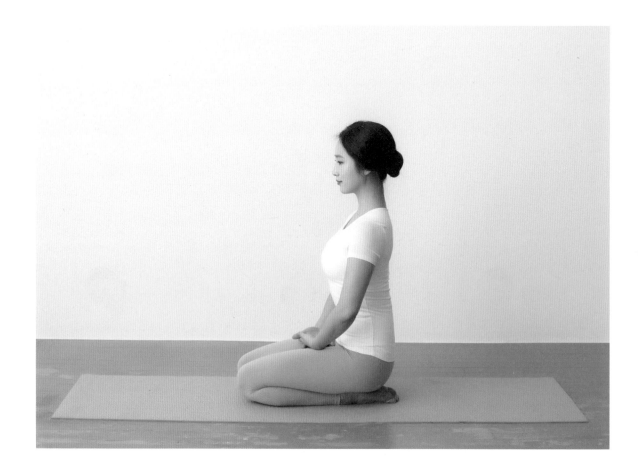

기본

무릎을 꿇고 바르게 앉는다. 손바닥이 천장을 향하도록 양손을 깍지 껴 무릎 위에 편안히 내려놓는다. 마시는 숨에 깍지 낀 손을 가슴까지 끌어올리고 내쉬며 손바닥을 뒤집어 천장을 향해 밀어올린다.

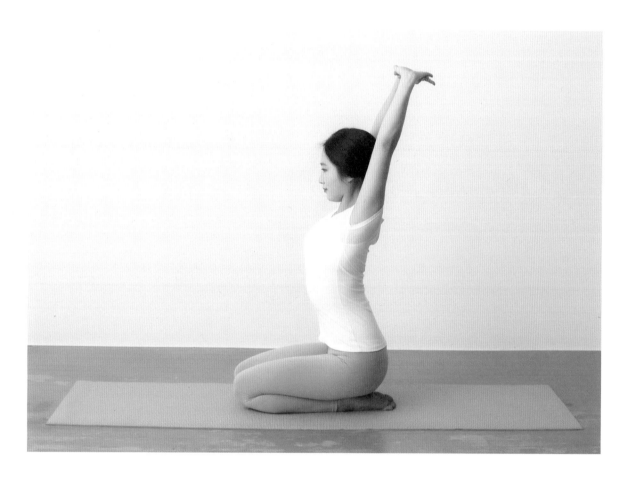

숨을 내쉬며 양팔과 어깨를 머리 뒤로 보낸다. 이때 허리는 바르게 세우고 턱은 당겨 정면을 바라
본다. 호흡과 함께 5~10초 자세를 유지한 뒤 내쉬는 숨에 양팔을 옆으로 내린다. 전체 동작을 2~3
회 실시한다.

—

TIP. 팔을 들어 올릴 때 어깨가 따라 올라가지 않도록 주의하고 최대한 어깨와 귀의 거리를 유지한다.

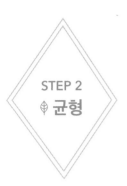

STEP 2

🍃 균형

목과 머리 좌우로 비틀기

목과 머리의 연결 부위에 위치한 신경과 근육을 자극한다. 이를 통해 굳어 있던 신경과 근육의 활동을 되살리고 깊은 곳에 자리한 근육통을 해결한다.

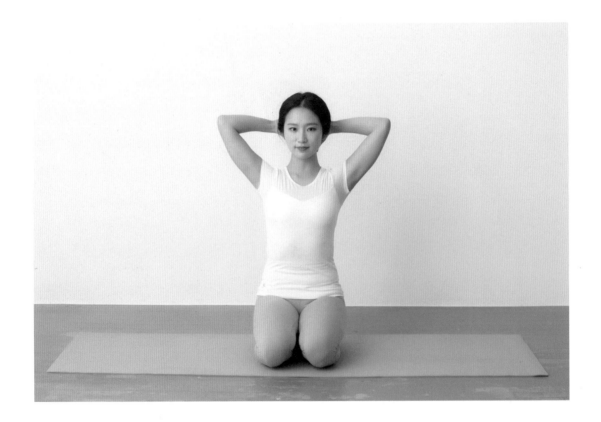

기본

무릎을 꿇고 바르게 앉아 양손을 깍지 껴 머리 뒤로 보내 뒤통수에 댄다. 이때 양 팔꿈치는 일직선 이 되도록 유지하고 양쪽 벽을 밀 듯 최대한 넓게 벌린다. 내쉬는 숨에 턱을 당기고 깍지 낀 손과 뒤통수를 서로 밀어내면서 뒷목을 최대한 위로 끌어 올린다.

—

TIP. 이때 머리와 뒷목은 수직 상태를, 어깨는 수평 상태를 유지한다.

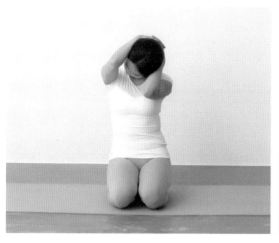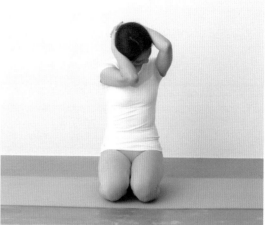

동작 1

내쉬는 숨에 턱을 깊게 당기고 태엽을 감듯 정수리부터 말아 고개를 숙여 머리와 목, 턱을 오른쪽으로 서서히 비튼다. 가능하면 턱을 어깨까지 보내고 깊은 자극을 느끼며 5~10초 동안 자세를 유지한다. 반대 방향으로도 동일한 동작을 진행한다.

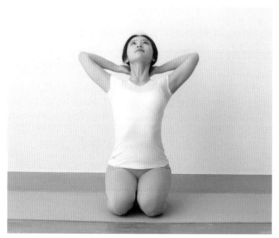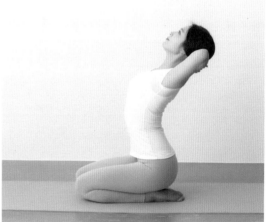

동작 2

마시는 숨에 골반을 중심으로 허리 - 가슴 - 어깨 - 머리 순으로 상체를 일으키고 정면을 바라보며 숨을 가다듬는다. 숨을 다시 들이마시며 명치를 들어 올리고 내쉬는 숨에 가슴을 열어 천장을 바라본다. 양 날개뼈를 모으듯 가슴과 어깨, 팔뚝, 팔꿈치를 열어 천장을 볼 수 있도록 활짝 열어준다. 5~10초 동안 자세를 유지한다.

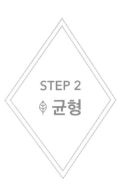
턱관절 옆으로 비틀기

턱관절의 균형을 잡아주고 강화하는 동작이다. 연계된 목 관절 주변의 근육과 신경을
자극하는 효과가 있다.

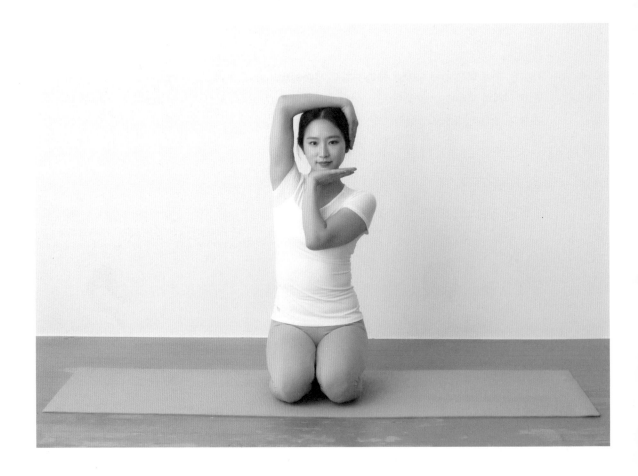

기본

무릎을 꿇고 허리를 바르게 세워 앉는다. 오른손은 머리 위로 보내 왼쪽 귀에 대고 왼손으로 오른
쪽 턱관절을 잡는다.

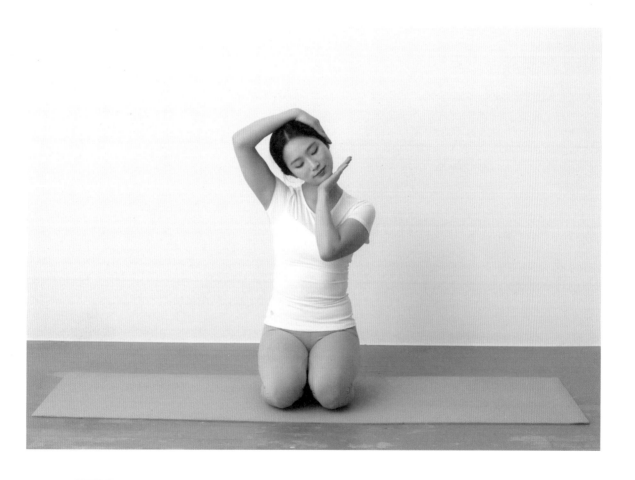

내쉬는 숨에 오른손을 오른쪽 아래로, 왼손을 왼쪽 위로 동시에 밀어내 비튼다. 섬세한 자극을 느끼며 호흡과 함께 10~15초 자세를 유지한다. 반대쪽도 동일한 방법으로 진행한다. 좌우 2~3회 실시한 후 정면으로 돌아온다.

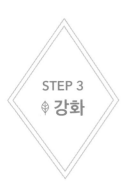

STEP 3
✦ 강화

나룻배자세

목 근육을 강하게 훈련할 수 있는 동작이다. 등과 다리 근육까지 강화해 목이 느끼는 부담감을 덜어줄 수 있다. 복부의 근육을 사용하기 때문에 신진대사를 활성화하는 효과도 있다.

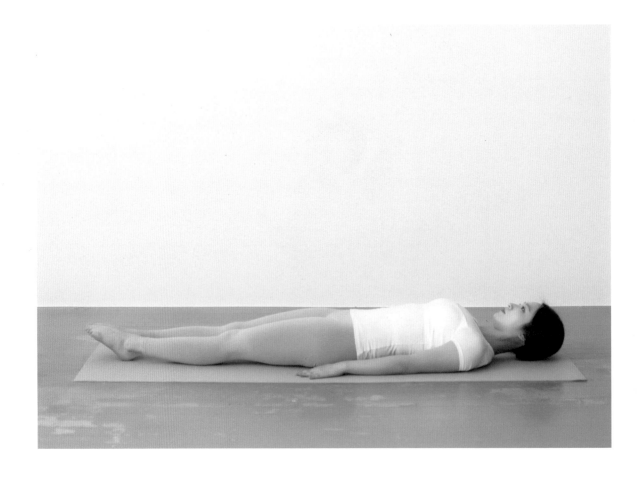

기본

바닥에 등을 대고 바르게 눕는다. 어깨의 힘을 빼고 귀와 적당한 거리를 유지하며 손바닥은 바닥을 향하도록 한다.

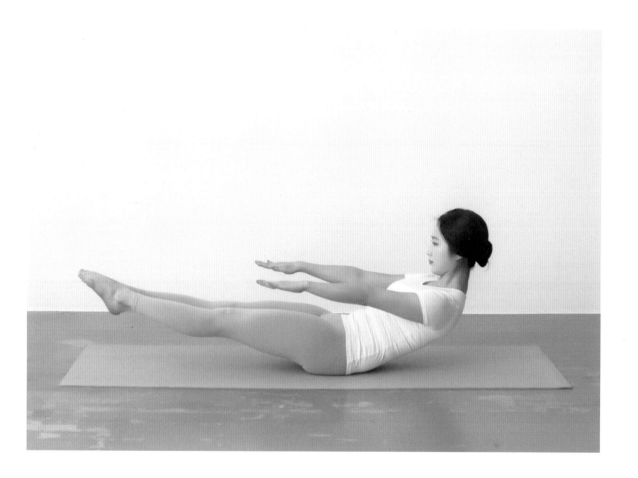

동작 1

내쉬는 숨에 아랫배를 허리 쪽으로 끌어당기고 팔과 어깨, 머리와 몸통, 다리를 동시에 약 20cm 정도 들어 올린다. 허리는 바닥에 붙이고 팔과 다리를 곧게 뻗은 상태를 유지한다. 시선은 배꼽을 바라보며 10~15초 자세를 유지한다.

—

TIP. 턱을 바짝 당기고 뒷목을 뒤로 강하게 밀면 뒷목의 근육을 함께 훈련할 수 있다.

손 올린 코브라자세

등과 가슴 근육을 발달시키는 자세다. 척추 주변 근육도 강화해 경추의 균형을 바로 잡을 수 있다.

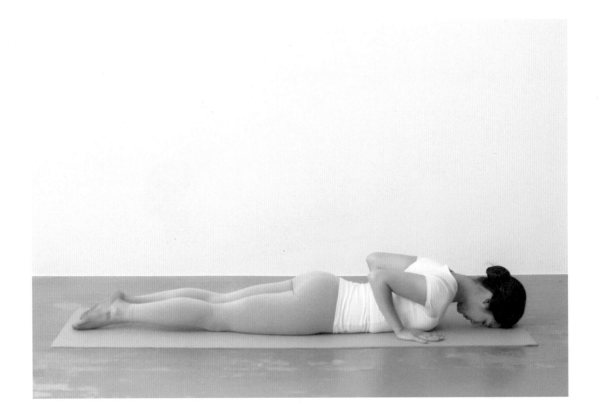

기본

이마를 바닥에 대고 엎드리고 손가락을 모두 펼친 상태로 양손을 겨드랑이 옆 바닥에 바르게 놓는다. 양 날개뼈를 최대한 가운데로 모은 상태에서 어깨는 넓게 펴고 팔꿈치는 몸 가까이에 붙인다.

마시는 숨에 이마를 앞으로 밀어낸
다는 느낌으로 코 - 턱 - 어깨 - 가슴
순으로 서서히 들어올린다. 이때 등
근육을 이용해 상체를 올려야 하며
치골이 바닥에서 떨어지지 않도록
유의한다. 시선은 정면을 바라본다.
—
TIP. 상체를 들어 올릴 때 몸의 무게중심이
손에 집중되지 않도록 주의한다.

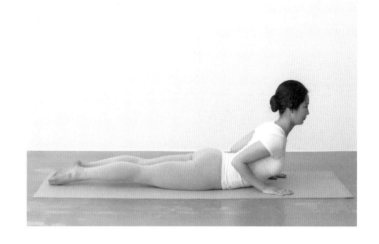

잠시 호흡을 멈추고 양손을 바닥에서 가볍게 들어 귀 옆에 놓는다. 척추에 힘을 줘 복부를
바닥에 단단히 붙이고 등 근육과 가슴을 들어 올린다. 10초 정도 자세를 유지한다.
—
TIP. 목과 턱이 너무 앞으로 나가지 않도록 주의한다.

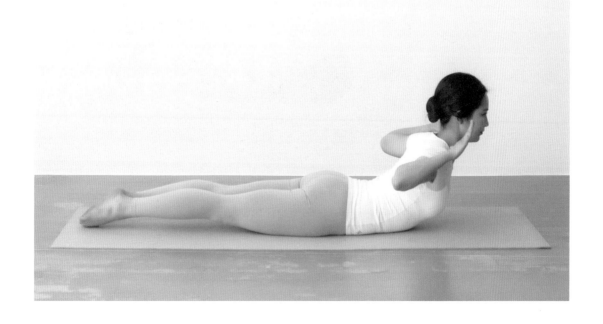

벽에 기댄 어깨서기자세

벽을 활용해 무게를 분산시킴으로써 척추나 어깨가 느낄 부담은 줄이고 어깨의 수평균형을 잡아주는 동작이다. 뒷목을 시원하게 늘려 혈액순환을 돕는다.

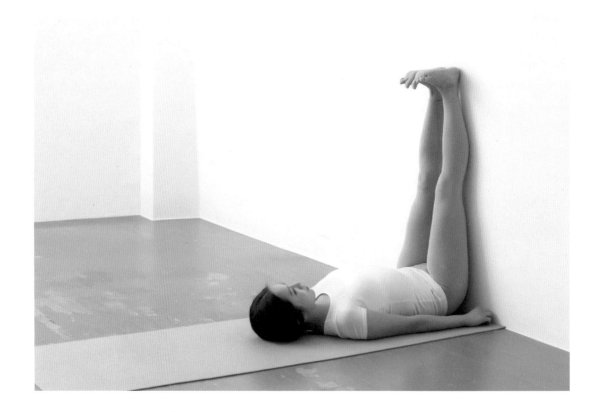

기본

벽을 마주본 상태에서 다리를 벽에 기대 곧게 뻗은 상태로 눕는다. 이때 엉덩이와 허벅지가 벽에서 떨어지지 않도록 한다.

—

TIP. 어깨가 경직된 경우 어깨 아래 담요를 두고 눕는다.

무릎을 굽히고 양 발바닥으로 벽을
밀면서 엉덩이 - 허리 - 등의 순으로
바닥에서 떨어지도록 천천히 몸을
들어 올린다.

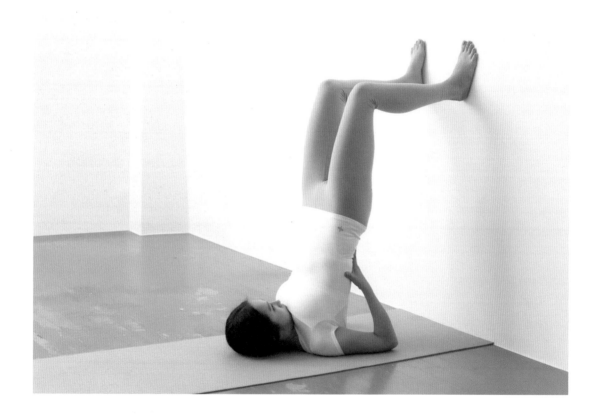

몸을 수직으로 들어 올린 뒤에는 양손으로 허리를 지탱해 몸의 무게중심이 목과 어깨에 집중되지
않도록 한다. 다리의 힘으로 벽을 밀어내며 목과 어깨의 근육을 천천히 늘려 몸통을 천장으로 끌어
올린다. 20초 정도 자세를 유지한다. 천천히 내쉬는 숨에 한 발씩 내려온다.

—

TIP. 어깨, 허리, 골반, 무릎이 일직선이 되도록 최대한 벽을 밀어낸다.

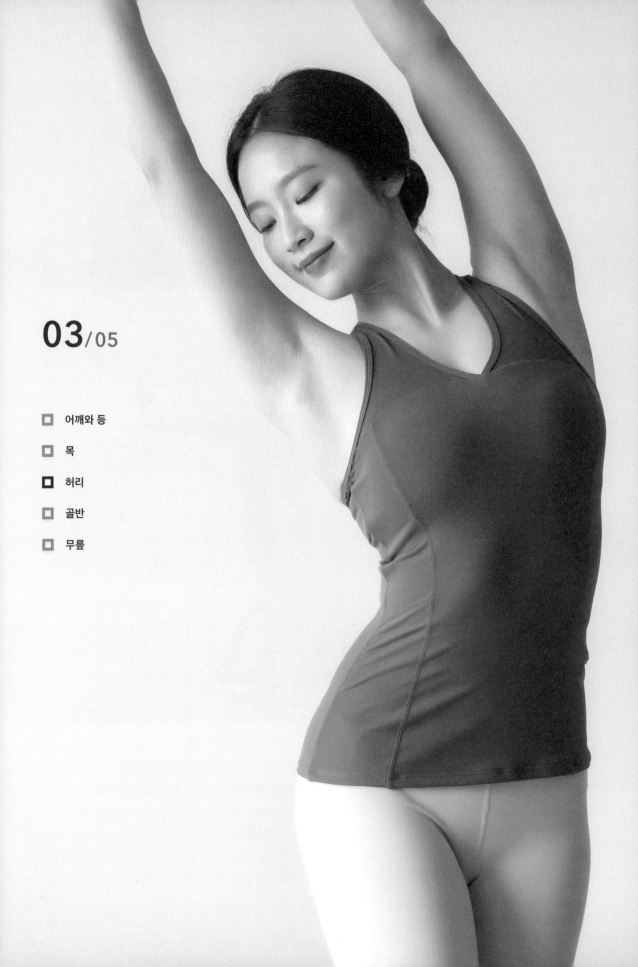

03/05

- ☐ 어깨와 등
- ☐ 목
- ◼ 허리
- ☐ 골반
- ☐ 무릎

허
리

현대인들이 가장 많이, 그리고 오랫동안 취하고 있는 자세를 꼽으라고 하면 단연 앉아 있는 자세입니다. 일을 할 때는 물론, 휴식을 취할 때도 우리는 대부분 앉아서 생활하지요. 하지만 최근 오랫동안 앉아 있는 생활습관이 건강에 악영향을 끼친다는 연구 결과가 속속 보도되고 있습니다.

하루에 길게는 8~9시간을 앉아서 생활해야 하는 직장인과 학생들은 허리 통증으로 괴로워하는 경우가 많습니다. 허리 통증은 잘못된 자세와 휴식 부족으로 근육의 긴장감이 장시간 지속되면서 나타나는 증상입니다. 근육이 지나치게 긴장해 허리 근육 안쪽의 압력이 높아져 혈액순환이 원활하게 이루어지지 못하고 산소 공급에 문제가 생겨 제대로 연소되지 못한 대사물질이 쌓여 통증을 일으키는 것이지요.

이 상태가 계속되면 가끔씩 느껴지던 허리 통증이 점점 골반이나 사타구니, 허벅지에 이를 정도로 그 범위가 넓어지고 나중에는 다리 전체의 저림 증상으로 심화되어 나타나기도 합니다.

이와 같은 허리 통증을 해결하기 위해서는 무엇보다 배와 허리의 근육을 단련해야 합니다. 대부분의 허리 통증이 복부의 근육이 약해지면서 허리에 무리가 가는 악순환의 반복으로 나타나기 때문입니다. 따라서 바른 자세로 앉고 서는 습관을 들이는 것이 허리 통증을 예방하는 올바른 방법입니다. 더불어 틈틈이 근육의 긴장감을 풀어주는 습관을 들인다면 어느새 허리 통증은 흔적도 없이 사라질 것입니다.

 나에게 맞는 치유요가 단계 선택하기 (✓ 3개: 완화 ✓ 1~2개: 균형 ✓ 0~1개: 강화)

☐ 허리 통증이 있거나, 서 있을 때 다리가 저리는 증상이 나타난다.

☐ 바닥에 다리를 펴고 앉으면 몸이 뒤로 밀리고 불편하다.

☐ 다리를 편 상태에서 손으로 발끝을 잡기가 어렵다.

고관절 말아 허리와 다리 스트레칭

근육이 부족하거나 경직된 허리에 적절한 자극을 주어 근육을 강화하고 신경을 활성화시킨다. 자연스럽고 올바른 허리의 굴곡을 만들어주는 동작이다.

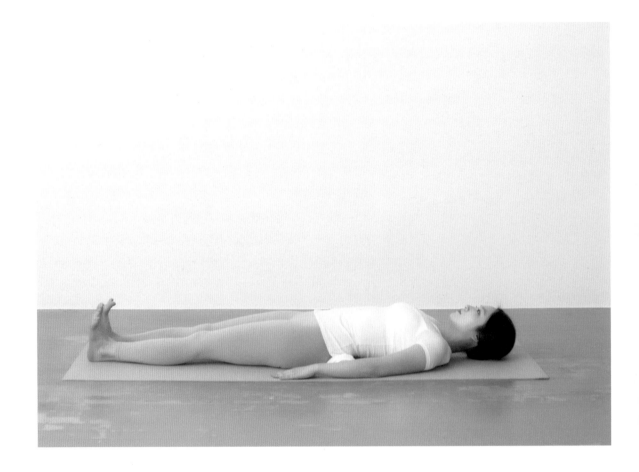

기본

허리 밑에 수건을 말아 넣은 상태로 다리를 골반 너비로 벌려 바르게 눕는다. 고관절을 안으로 말아 넣는다는 느낌으로 당기고 허벅지가 천장을 바라보도록 곧게 편다. 아랫배를 허리 쪽으로 끌어당기며 발끝은 몸 쪽으로 당긴다.

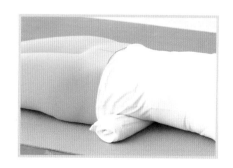

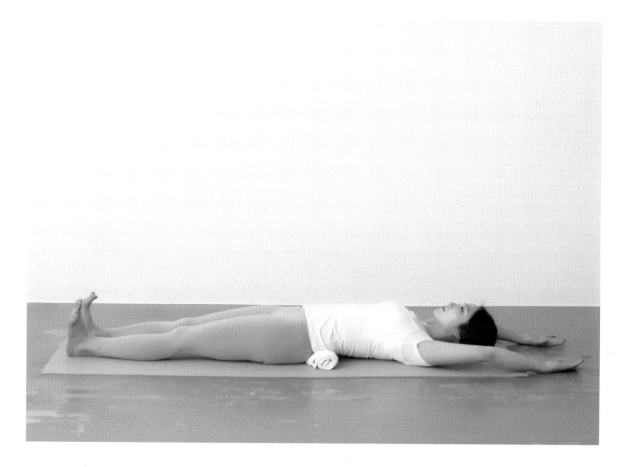

동작 1

마시는 숨에 양팔을 수직으로 들어 올리고 내쉬는 숨에 양 어깨를 바닥으로 누르며 양팔을 머리 위쪽 바닥으로 내린다. 이때 턱을 살짝 당겨 뒷목을 늘려준다. 전체 동작을 3회 반복한다.

—

TIP. 모든 동작에서 다리가 벌어지지 않도록 주의한다. 허리는 최대한 바닥으로 끌어내린다.

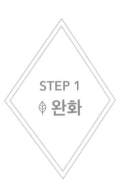

STEP 1
◈ 완화

누워서 무릎 끌어당기기

뻣뻣했던 허리의 근육을 부드럽게 풀어주는 동작이다. 허리와 복부의 근육을 강화하는 동시에 유연성을 기를 수 있다.

기본

등을 바닥에 대고 누운 상태에서 오른 다리는 펴고 왼 다리를 가슴 쪽으로 당겨 가져온다. 양손으로 왼쪽 무릎 아래를 잡고 팔꿈치를 양 옆으로 펼친다. 어깨의 긴장을 풀고 턱을 당겨 뒷목을 늘리면서 바닥에 내린다.

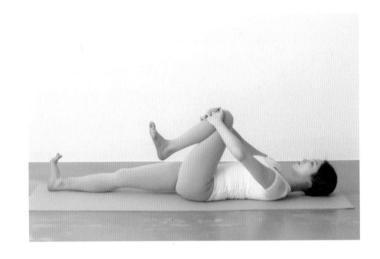

동작 1

내쉬는 숨에 왼쪽 무릎을 가슴으로 끌어당기며 뒷목을 늘려 머리를 들어 올린다. 시선은 배꼽을 바라보며 10~15초 동안 자세를 유지한다. 반대쪽 다리도 동일한 동작을 반복한다.

—

TIP. 무릎과 손은 서로 밀어낸다는 느낌으로 팽팽하게 힘을 줘 유지한다.

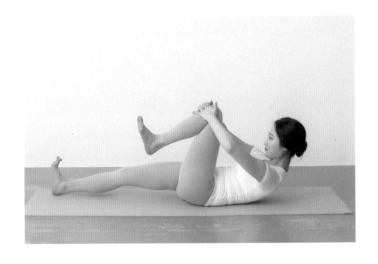

104

동작 2

두 다리를 모두 편 자세로 돌아온 뒤
이번에는 양쪽 무릎을 가슴까지 당겨
가져온다. 무릎 아래에서 깍지를 낀
상태로 뒷목을 늘려 바닥에 내린다.

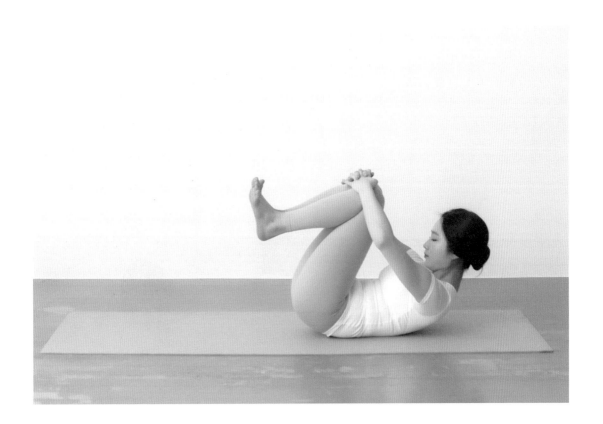

동작 3

내쉬는 숨에 아랫배를 끌어당기며 허리를 바닥으로 누른다. 턱을 당겨 뒷목을 늘리며 머리를 들어
배꼽을 바라본다. 이때 귀와 어깨가 최대한 멀어질 수 있도록 한다. 호흡과 함께 15~20초 자세를
유지한다.

—

TIP. 바닥에 허리를 누를 때에는 다리에도 함께 힘을 줘 안정적으로 자세를 유지한다.

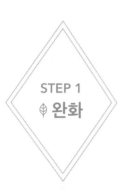
누워서 무릎 세우고 비틀기

허리와 복부의 근육을 비트는 동작으로 허리 근육뿐만 아니라 장기의 움직임을 도와 장의 기능을 활발하게 만든다. 가슴을 열어주며 골반의 유연성을 기르는 효과가 있다.

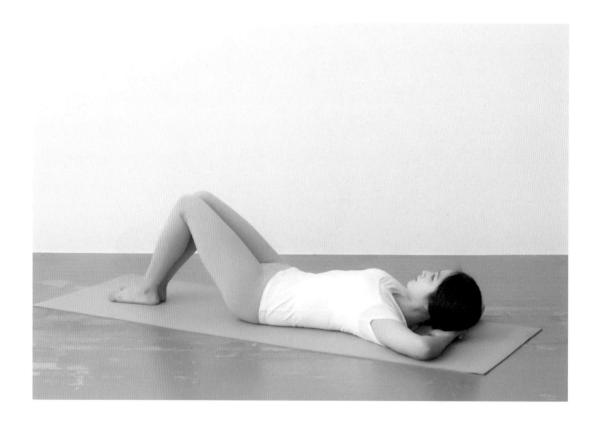

기본

무릎을 세우고 바르게 눕는다. 무릎은 서로 모으고 허리가 완전히 바닥과 밀착한 상태를 유지한다. 양손으로 머리 뒤를 받치고 턱을 당겨 뒷목을 늘리며 바닥에 내린다. 어깨와 팔꿈치는 양 옆으로 펼쳐둔다.

—

TIP. 머리를 받친 팔꿈치가 바닥에 닿지 않는다면 양팔을 어깨와 수평이 되도록 옆으로 길게 뻗거나 몸과 45도가 되도록 뻗은 상태를 유지한다.

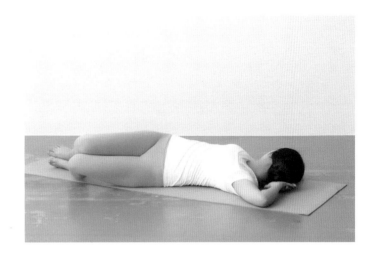

동작 1

내쉬는 숨에 양쪽 무릎을 왼쪽으로 천천히 기울여 바닥으로 내린다. 무릎이 바닥에 닿으면 고개를 오른쪽으로 돌린다. 호흡과 함께 15~20초 정도 자세를 유지한 뒤 마시는 숨에 제 위치로 돌아온다. 반대 방향으로도 동일한 동작을 진행한다.

—

TIP. 무릎을 바닥에 내려놓을 때 골반이 바닥과 수직을 이룰 수 있을 정도로 최대한 비틀어주어야 한다. 어깨가 바닥에서 떨어지지 않도록 주의한다.

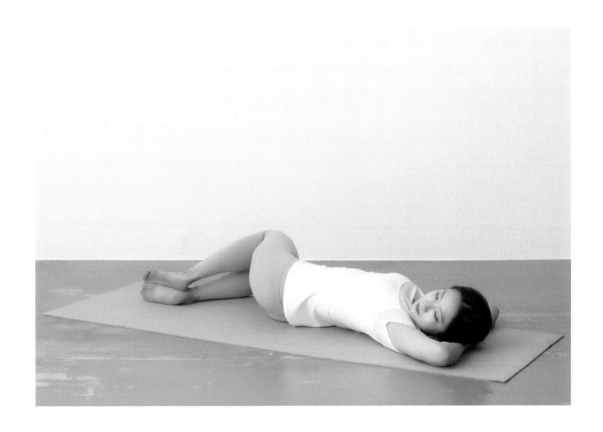

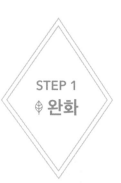

STEP 1
🍃 완화

한 팔 들어 허리 측면 늘리기

옆구리를 확장시켜 허리의 유연성을 길러주는 자세다. 겨드랑이의 림프를 자극해 피로회복의 효과가 있다.

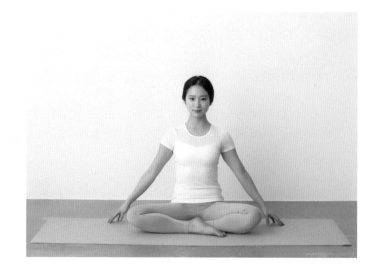

기본

매트에 앉아 뒤꿈치를 앞뒤로 교차해 놓는다. 양팔은 몸과 30cm 정도 떨어진 곳에 손끝이 바닥에 닿을 수 있도록 편안히 둔다. 가슴과 시선은 정면을 향한다.

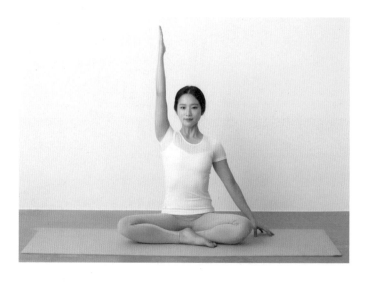

동작 1

마시는 숨에 오른팔을 천천히 올려 오른쪽 귀 옆에 둔다. 이때 엉덩이가 바닥에서 뜨지 않도록 주의하며 허리를 바르게 세운다.

내쉬는 숨에 왼쪽 팔꿈치를 접으며 그 각도만큼
상체를 왼쪽으로 기울인다. 이때 오른쪽 골반이
바닥에서 뜨지 않도록 최대한 눌러주며 허리와
갈비뼈, 겨드랑이와 팔, 손끝을 모두 최대한 멀리
뻗어준다. 정면을 바라본 상태에서 호흡과 함께
15~20초 자세를 유지한다. 반대 방향으로도 동일
한 동작을 진행한다.

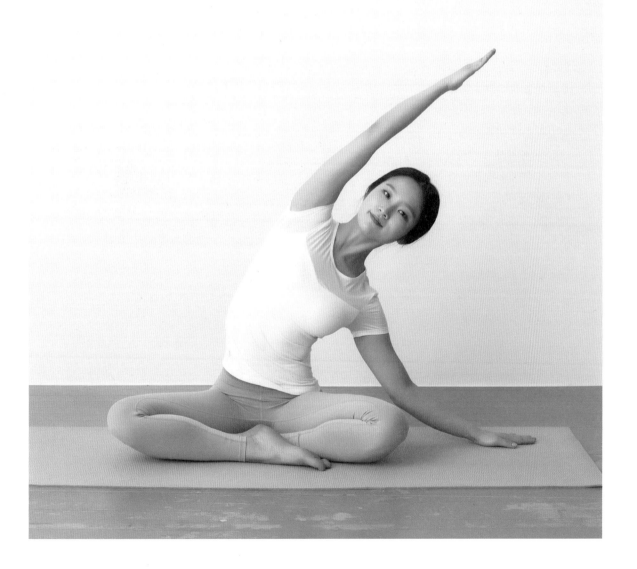

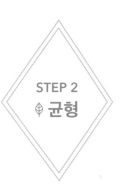
등 뒤로 깍지 끼고 엉덩이 올렸다 내리기

허리의 정렬을 바로잡는 동작이다. 코어 근육을 단련시키는 것은 물론 몸의 균형을 잡아주어 척추 주변에 충분한 혈액을 공급하고 신경을 자극하는 효과가 있다.

기본

무릎을 골반 너비로 벌려 세우고 바르게 눕는다. 어깨의 긴장을 풀어 귀와 어깨의 거리감을 유지하고 손바닥이 바닥을 향하도록 편안히 둔다. 턱을 당겨 뒷목을 늘리며 바닥에 내린다. 허리가 바닥에서 뜨지 않도록 주의한다.

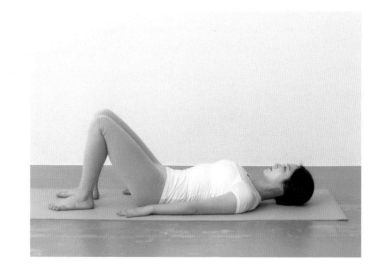

동작 1

마시는 숨에 발바닥 전체를 이용해 바닥을 밀면서 허벅지 - 엉덩이 - 허리 순으로 천천히 들어 올린다. 팔과 손바닥으로 바닥을 누르며 등을 더 높이 들어 올린다.

—

TIP. 양 무릎이 골반 너비를 유지해야 척추의 바른 정렬을 유지할 수 있으니 주의한다.

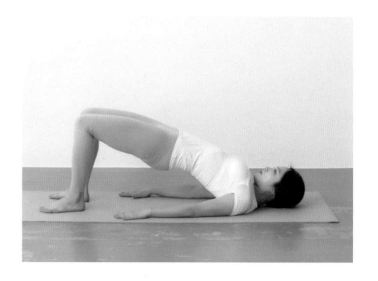

다리와 허리를 단단히 유지하면서 양팔을 등 아래로 옮기고 깍지를 낀다. 팔로 바닥을 밀면서 한 번 더 등을 위로 들어 올린다. 동시에 양 날개뼈가 맞닿는 느낌으로 어깨를 뒤로 모아 아래로 끌어 내린다. 뒷목은 바닥에 눌러 길게 늘린다. 호흡과 함께 15~20초 자세를 유지한다.

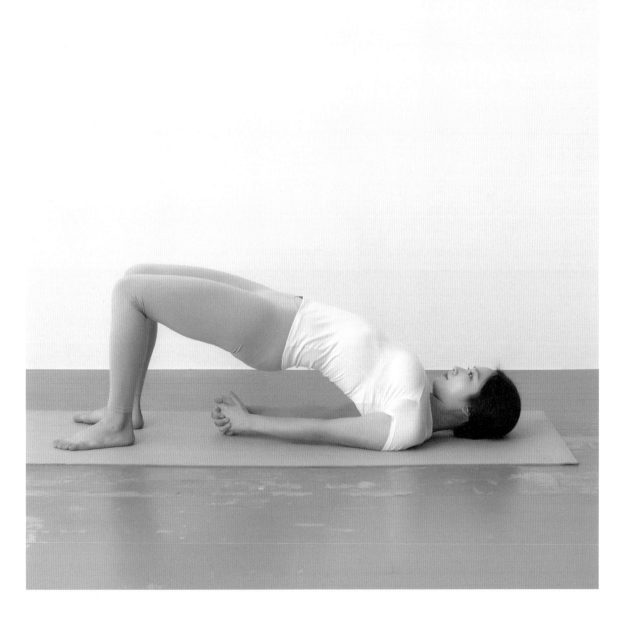

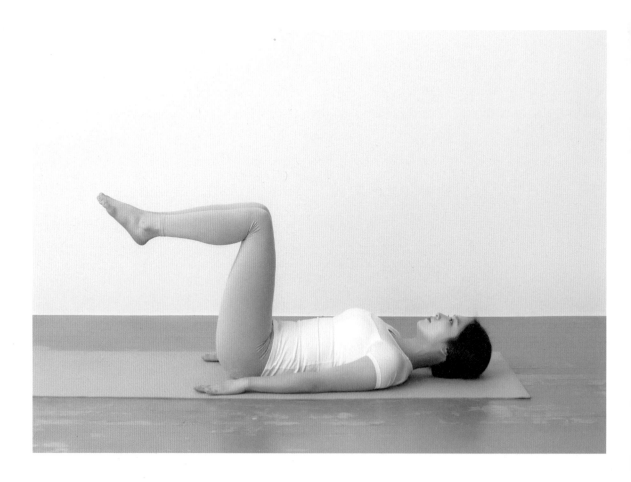

손을 풀고 숨을 내쉬면서 등 - 허리 - 골반 순서대로 척추를 꼼꼼히 끌어내린다. 무릎과 발을 붙이고 마시는 숨에 발을 무릎 높이까지 바닥에서 들어 올린다. 이때 허리를 바닥으로 내리고 턱이들리지 않도록 한다.

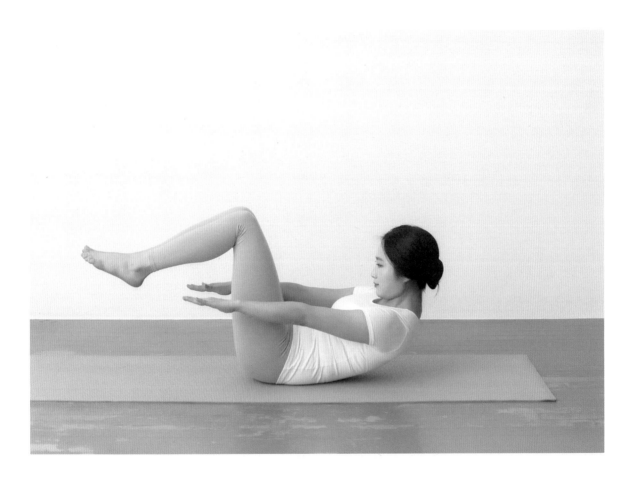

동작 4

발을 무릎 높이까지 들어 올린 상태에서 내쉬는 숨에 양팔을 앞으로 뻗고 머리를 들어 올려 배꼽을 바라본다. 15~20초 동안 자세를 유지한다.

—

TIP. 고개를 들어 올릴 때에는 허리가 바닥에서 뜨지 않도록 눌러준다.

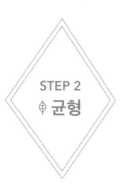

STEP 2
◈ 균형

허리 누르며 오금 펴주기

긴장되고 경직된 허리 근육을 풀어주고 유연성을 길러주는 동작이다. 골반과 다리가
바른 정렬을 되찾을 수 있도록 돕는다. 다리 부종을 해결하고 온몸의 혈액순환을 도와
전신의 피로를 풀어준다.

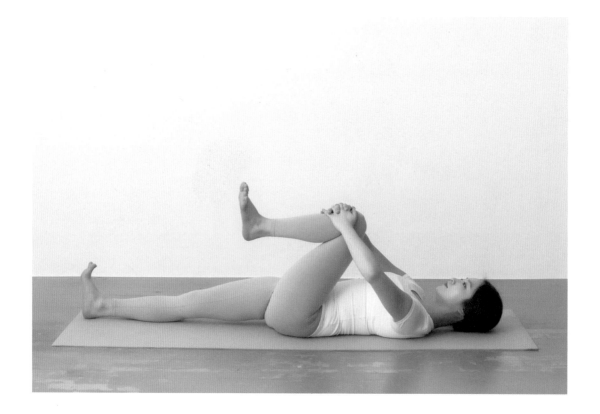

기본

다리를 펴고 바르게 눕는다. 발끝을 몸 쪽으로 당겨 발바닥이 정면을 향하도록 한다. 내쉬는 숨에
왼쪽 무릎을 가슴 위로 끌어 올리고 양손으로 무릎을 잡아 고정한다. 오른 다리는 반대 방향으로
밀어낸다.

—

TIP. 무릎을 올릴 때는 아랫배를 허리 쪽으로 끌어당겨 허리가 바닥에서 뜨지 않도록 한다.

내쉬는 숨에 왼쪽 다리를 위로 뻗으며 발바닥이 천장을 향하도록 밀어낸다. 반대쪽 무릎을 세워 지탱하면서 양손을 허벅지 뒤쪽으로 가져가 받치고 오금을 최대한 펴 종아리와 뒤꿈치까지 일직선으로 만든 후 턱을 당기며 10초간 자세를 유지한다. 반대 방향으로도 동일한 동작을 진행한다.

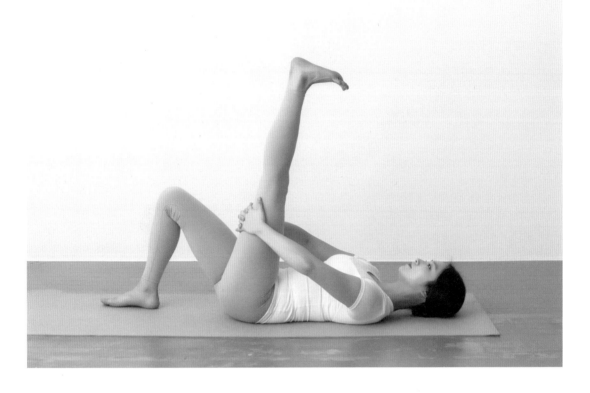

허벅지 뒤에 두었던 손을 종아리나 발목 가까이에 가져가고 내쉬는 숨에 뻗은 다리를 가슴 쪽으로 서서히 당긴다. 머리부터 발끝까지 연결된 자극을 느끼며 호흡과 함께 10초 자세를 유지한다.
—
TIP. 엉덩이와 허리가 바닥에서 뜨지 않도록 주의한다.

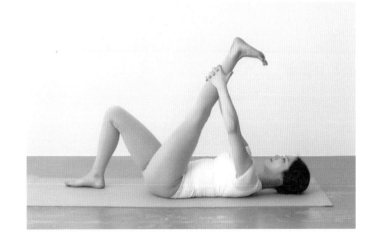

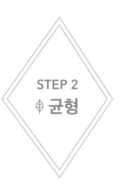

한 다리 접고 앞으로 굽히기

골반과 허리의 균형을 바로잡는 동작이다. 척추의 유연성을 길러주며 하체의 혈액순환을 도와준다.

기본

양발을 골반 너비로 벌리고 바르게 앉는다. 왼 다리를 접어 왼 발바닥을 오른쪽 허벅지 안쪽 가까이에 붙인다. 이때 엉덩이 끝까지 바닥에 잘 닿도록 한다. 골반이 정면을 바라볼 수 있도록 바로잡고 양손은 엉덩이 옆에 편안히 놓는다.

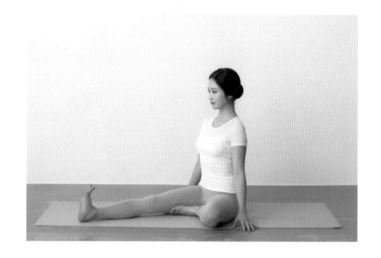

동작 1

마시는 숨에 양팔을 들어 올려 귀 옆에 놓는다. 시선은 정면을 유지하며 손바닥은 서로 마주보게 한다. 오른쪽 발끝을 몸 쪽으로 당기고 엉덩이로 바닥을 눌러 허리를 바르게 세운다.

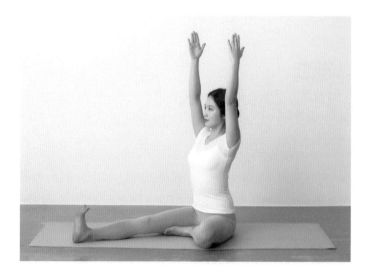

내쉬는 숨에 상체와 팔을 45도 정
도 앞으로 숙인다. 이때 허리와 등이
굽지 않도록 주의하며 시선은 길게
뻗은 오른쪽 정강이에 고정시킨다.
5~10초간 자세를 유지한다.

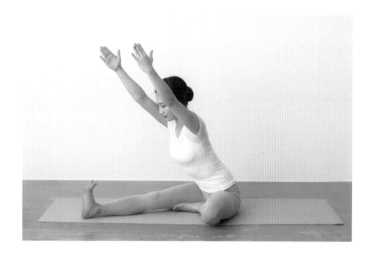

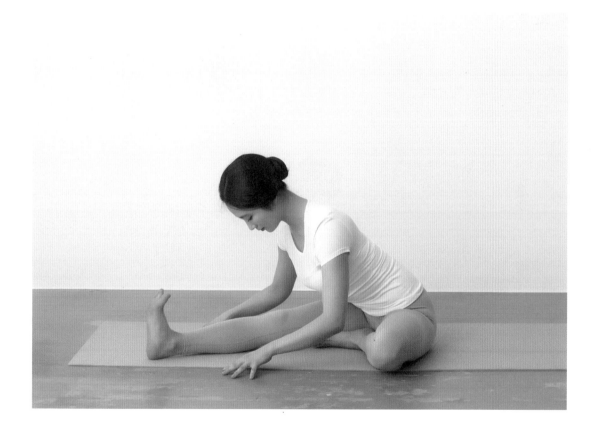

내쉬는 숨에 양팔을 내려 정강이 옆에 어깨 너비만큼 벌려 세워 놓는다. 숨을 깊게 내쉬며 허리
를 곧게 뻗은 상태 그대로 상체를 바닥으로 내린다. 이때 턱을 살짝 당겨 뒷목을 최대한 늘린다.
15~20초 자세를 유지한다. 반대 방향으로도 동일한 동작을 진행한다.

편안한 고양이자세

척추의 유연성을 기르는 동작이다. 목부터 꼬리뼈까지 척추 전체의 정렬을 바로잡는
데 도움이 된다. 신경과 근육의 균형을 바로잡을 수 있다.

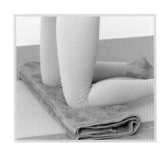

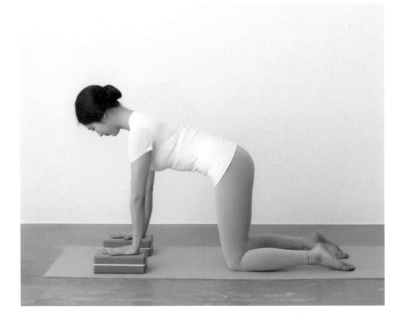

기본

양손 아래 블록을 받쳐 바닥에 대고 무릎은 직각으로 굽혀 엎드린다. 팔과 허벅지는 바닥과 수직
이 되도록 하고, 팔꿈치 안쪽이 서로 마주볼 수 있도록 한다. 시선은 바닥을 향하고 머리부터 엉덩
이가 일직선을 이루도록 한다.

—

TIP. 무릎에 통증이 있다면 수건을 깔고 진행한다.

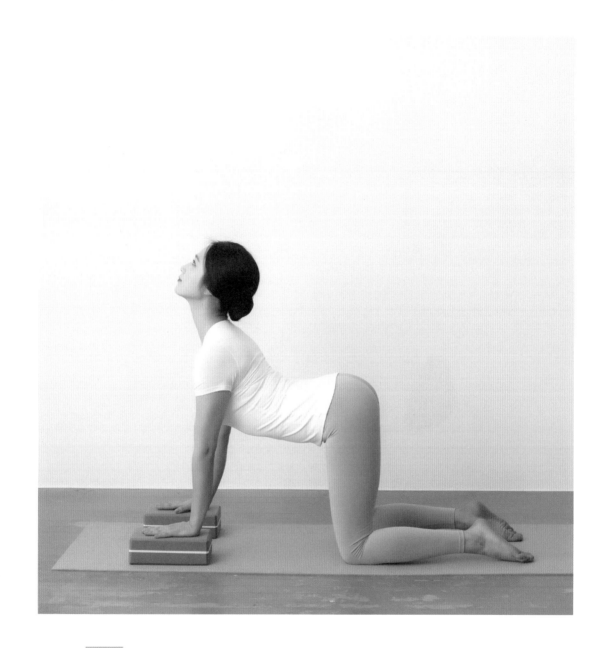

동작 1

마시는 숨에 허리 아래를 살짝 내리며 꼬리뼈를 천천히 들어올린다. 마시는 숨에 팔꿈치를
뒤로 살짝 굽히고 어깨를 뒤로 회전시켜 가슴을 앞으로 내민다. 내쉬는 숨에 등을 오목하
게 만들면서 가슴과 목, 시선은 위를 향한다. 5~10초 자세를 유지한다.
—
TIP. 상체의 무게가 어깨나 팔에 집중되지 않도록 팔과 다리에 무게중심을 분산시킨다.

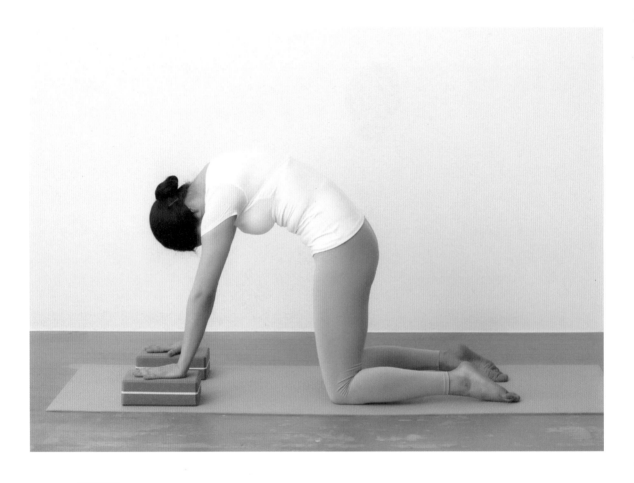

동작 2

내쉬는 숨에 무릎부터 허벅지, 아랫배를 위로 끌어 올리며 아치를 만들 듯 등을 둥글게 만다. 아랫
배를 허리 쪽으로 끌어당기고 턱을 당겨 머리를 가슴 쪽으로 말아준다. 시선은 배꼽을 바라보며
자세를 5~10초 동안 유지한다. 마시는 숨에 천천히 자세를 풀어 허리를 평평하게 한다. 전체 동작
을 3~5회 반복한다.

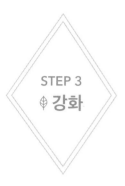

STEP 3
♠ 강화

엎드려 팔다리 들어 올리기

척추측만을 해소하는 데 효과적인 동작이다. 등과 허리 전체, 복부 근육을 강화시키는
데 탁월하다.

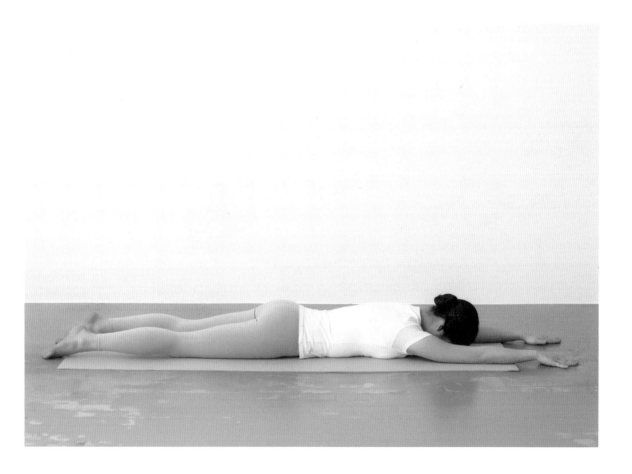

기본

양팔을 어깨 너비로 벌려 앞으로 뻗은 상태에서 이마를 바닥에 대고 엎드려 눕는다. 양발을 골반
너비로 벌리고 뒷목부터 꼬리뼈까지 스트레칭하듯 바르게 펴준다.

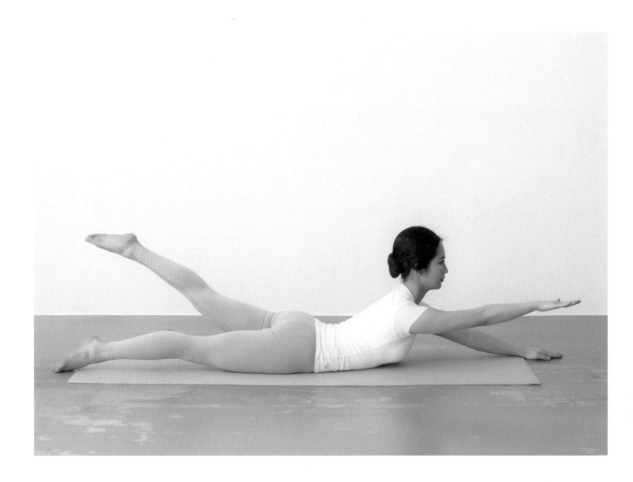

동작 1

마시는 숨에 오른팔과 왼다리를 동시에 같은 높이로 들어 올린다. 시선은 정면을 유지하며 양쪽에서 손과 발을 잡아당긴다는 느낌으로 최대한 곧게 뻗는다. 5~10초 자세를 유지한 뒤 내쉬는 숨에 팔다리를 동시에 바닥에 내려놓는다. 반대 방향도 동일하게 진행한다. 전체 동작을 2회 반복한다.

—

TIP. 팔을 들어 올릴 때는 허리의 근력을 사용해 가슴까지 들어 올려야 하며 이때 양쪽 어깨가 수평을 유지할 수 있도록 주의한다. 뒷목이 불편한 경우 시선을 바닥에 고정한다.

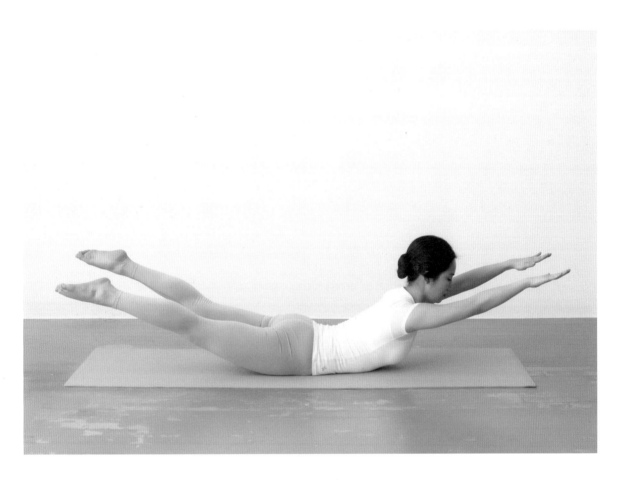

동작 2

기본 자세로 돌아온 뒤 마시는 숨에 양팔과 양다리를 동시에 같은 높이로 들어 올린다. 이때 복부를 바닥으로 단단히 눌러 흔들리지 않도록 중심을 유지한다. 호흡과 함께 10~15초 자세를 유지한 뒤 내쉬는 숨에 팔과 다리를 동시에 바닥에 내려놓는다.

—

TIP. 다리가 골반 너비보다 벌어지지 않도록 주의하며 팔다리는 곧게 뻗은 11자를 유지한다.

한 다리 들어 올리고 머리 들기

복부와 다리의 근육을 강화하는 동작이다. 균형 감각과 허리의 근력을 길러준다.

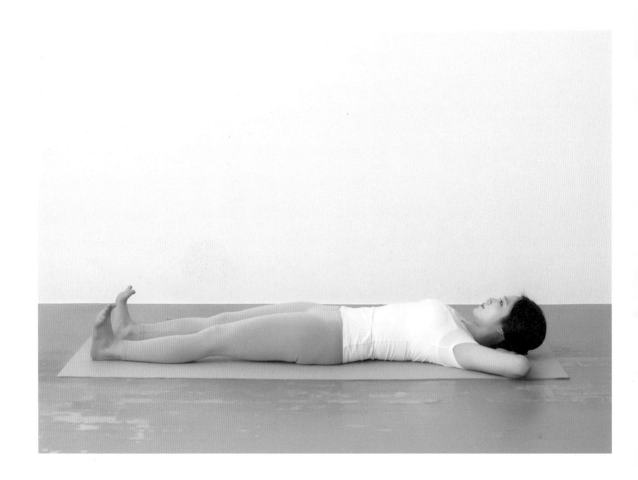

기본

양발을 골반 너비로 벌리고 바르게 눕는다. 발끝을 몸 쪽으로 당겨 발바닥이 정면을 향하도록 한다. 깍지를 껴 뒤통수에 대고 어깨와 팔꿈치를 바닥에 펼쳐 놓는다. 이때 턱을 당겨 뒷목을 늘리며 바닥에 내린다.

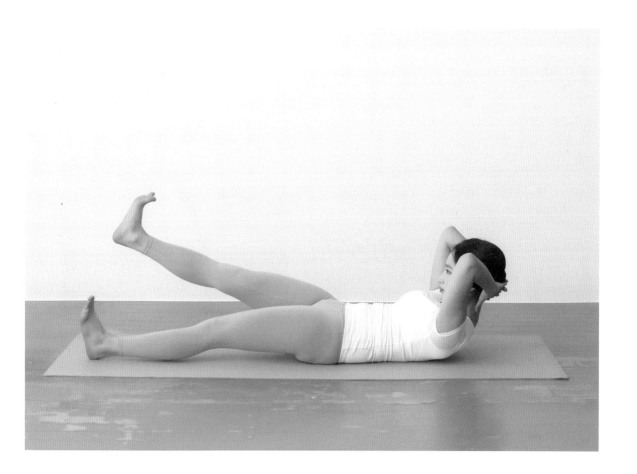

동작 1

마시는 숨에 오른 다리를 45도 정도 들어 올리고 내쉬는 숨에 깍지를 낀 손과 함께 머리를 들어 올린다. 아랫배를 허리 쪽으로 끌어당겨 허리가 바닥에서 뜨지 않도록 주의하며 시선은 배꼽에 고정한다. 10~15초 자세를 유지한 뒤 머리와 다리를 동시에 내린다. 반대 방향으로도 동일한 동작을 진행한다. 전체 동작을 총 10회 반복한다.

—

TIP. 목에 너무 많은 긴장감이 몰리지 않도록 주의한다.

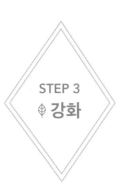

삼각자세

몸 전체의 균형 감각을 길러주는 자세다. 척추와 복부 근육을 길게 늘려줌으로써 전신의 유연성과 근력을 높여주는 효과가 있다. 다리와 발, 등의 근력을 강화하기에도 적합한 동작이다.

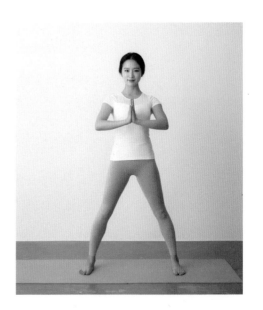

기본

양발을 어깨보다 넓게(1m) 벌리고 바르게 선다. 이때 발은 11자를 유지하며 손은 가슴 앞에 합장한다.

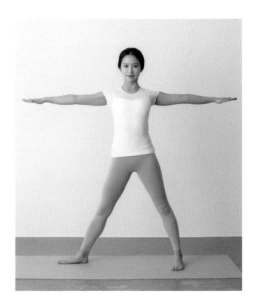

동작 1

마시는 숨에 양팔을 길게 뻗으며 어깨 높이까지 들어 올린다. 손바닥은 아래를 향한다. 이때 오른발은 바깥쪽으로 90도로 열고, 왼발은 안쪽으로 15도 정도 틀어준다. 골반과 가슴은 정면을 향한다.

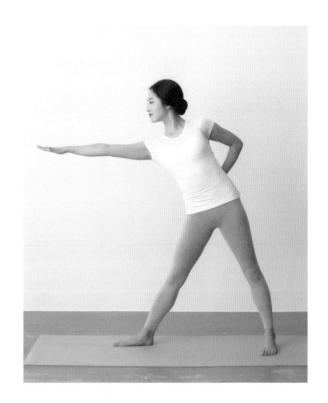

마시는 숨에 왼팔을 구부려 손등을 허리 뒤
에 붙인다. 내쉬는 숨에 오른 팔을 길게 뻗으
며 상체를 최대한 오른쪽으로 기울인다. 시
선은 길게 뻗은 오른쪽 손끝을 바라본다.

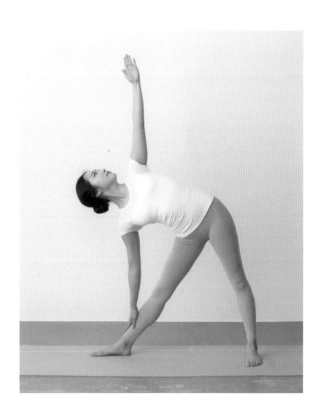

내쉬는 숨에 뻗었던 오른팔을 바닥으로 내려
정강이 혹은 발목을 잡는다. 이때 엉덩이가
뒤로 빠지지 않고 골반이 정면을 향하도록
한다. 마시는 숨에 굽혔던 왼팔을 천장을 향
해 쭉 뻗어낸다. 위로 뻗은 왼손에 시선을 고
정한 채 20~30초 동안 자세를 유지한다. 반
대쪽 방향으로도 동일한 동작을 반복한다.
—
TIP. 목이 불편한 경우에는 시선을 정면에 고정한다.

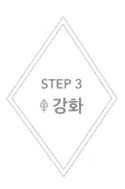

STEP 3
♧ 강화

앉아서 노젓기자세

허리의 유연성을 기르는 동작이다. 아랫배와 옆구리의 근육을 강화한다. 엉덩이와 허벅지의 근력을 기르는 데도 효과적이다.

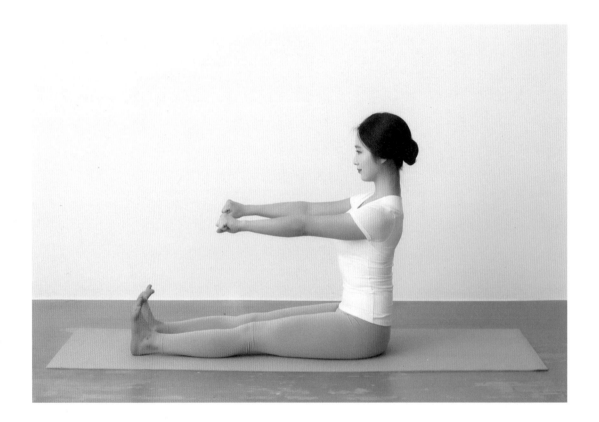

기본

양발을 골반 너비로 벌려 곧게 뻗은 상태로 바르게 앉는다. 이때 발끝을 몸 쪽으로 당겨 발바닥이 정면을 향하도록 하며 상체는 바닥과 수직을 이루도록 세운다. 노를 잡은 것처럼 가볍게 주먹을 쥔 상태로 마시는 숨에 팔을 어깨 높이만큼 앞으로 뻗어 올린다.

—

TIP. 팔을 어깨보다 높이 들어 올리지 않도록 주의하며 어깨에 힘을 뺀 상태를 유지한다.

마시는 숨에 몸을 뒤로 45도 정도 기울인다. 이때 노를 잡아당기듯이 팔꿈치를 가볍게 구부려 몸의 중심을 잡는다. 복부가 당기는 느낌에 집중하며 상체를 최대한 뒤로 기울인다.

—

TIP. 몸을 뒤로 기울일 때 턱이 들리거나 어깨에 힘이 들어가지 않도록 주의하며 다리는 바닥에 밀착한다.

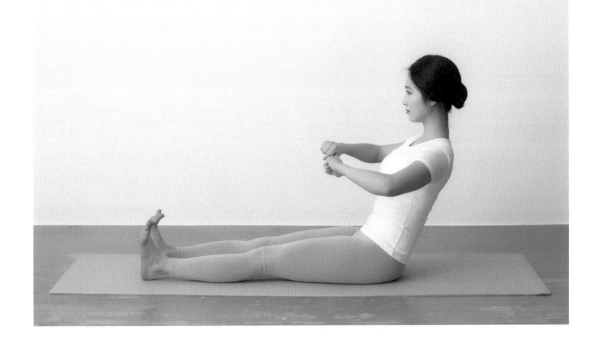

동작 2

내쉬는 숨에 몸을 일으켜 세우고 최대한 팔과 상체를 앞으로 뻗어 손이 발가락을 지나 멀리 나아가도록 한다. 등과 허리 근육이 펴지는 감각에 집중한다. 마시는 숨에 상체를 일으키고 전체 동작을 5~7회 반복한다.

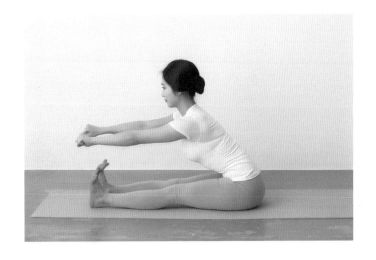

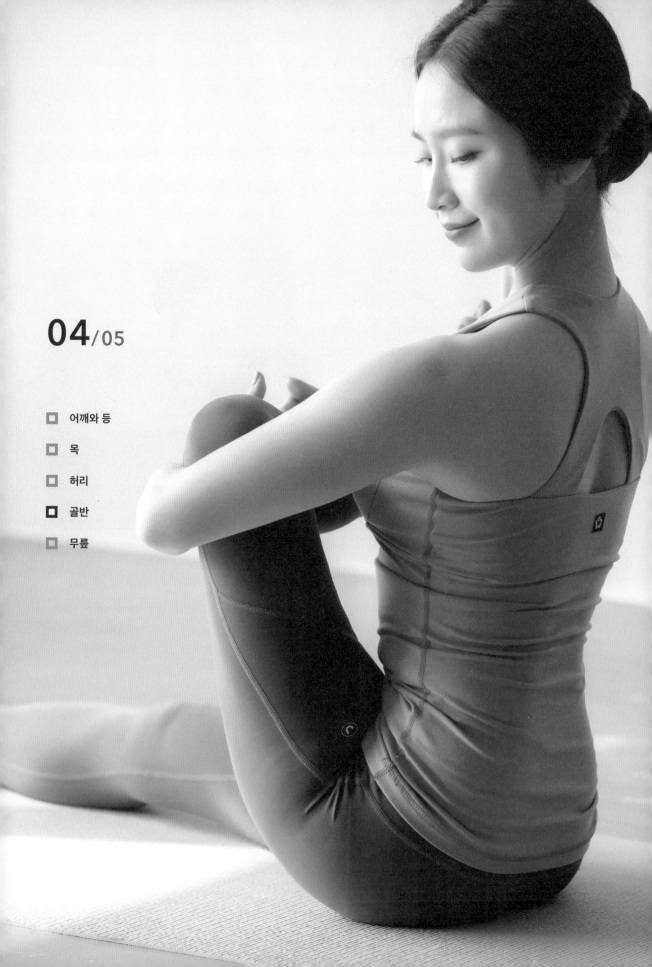

- ☐ 어깨와 등
- ☐ 목
- ☐ 허리
- ☑ 골반
- ☐ 무릎

골반

골반은 상체와 하체를 연결하는 중심 역할을 담당합니다. 따라서 골반의 불균형은 허리 통증의 원인이 되기도 하고 상·하체 불균형의 원인이 되기도 하지요.

이러한 골반의 불균형은 대부분 체중을 한쪽으로 실어 서거나 앉는 등 잘못된 생활습관에서 비롯되는 경우가 많습니다. 짝다리로 서거나, 다리를 꼬고 앉는 것, 골반을 과하게 뒤로 빼고 서는 등 우리가 습관적으로 취하는 잘못된 자세가 개선되지 않은 채 반복되면서 불균형을 초래하는 것이지요. 그리고 이렇게 오랫동안 방치된 골반과 고관절의 불균형은 결국 염증과 통증을 일으켜 걷거나 앉고 눕는 기본적인 동작도 할 수 없게 만듭니다.

틀어진 골반의 균형을 바로잡기 위해서는 우선 평소 기본 자세를 바르게 해야 합니다. 두 다리와 양쪽 골반에 동일한 무게를 싣는 버릇을 들이는 것이지요. 무엇보다 선행되어야 할 것은 자신의 불균형한 상태를 정확히 파악하는 것입니다. 요가 동작을 하면서 어느 쪽 골반이 더 불편한가, 어느 쪽 골반에 무게를 싣고 잘못된 자세를 반복하는지 자각해야 합니다. 그 후에 이를 보완하기 위한 적절한 요가 동작을 통해 균형잡힌 골반을 되찾을 수 있습니다.

 나에게 맞는 치유요가 단계 선택하기 (✓ 3개: 완화 ✓ 1~2개: 균형 ✓ 0~1개: 강화)

☐ 골반에 통증이 느껴진다.

☐ 발바닥이 맞닿는 자세로 앉았을 때 무릎이 바닥에서 20cm이상 뜬다.

☐ 다리를 M자로 엇갈려 앉았을 때 바깥쪽 다리의 골반이 바닥에서 10cm 이상 뜬다.

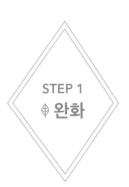
다리 펴고 고관절 열고 닫기

고관절의 긴장감을 풀어주는 동작이다. 골반부터 다리 전체의 혈액순환을 도와 하체 부종을 해결하는 데 효과적이다.

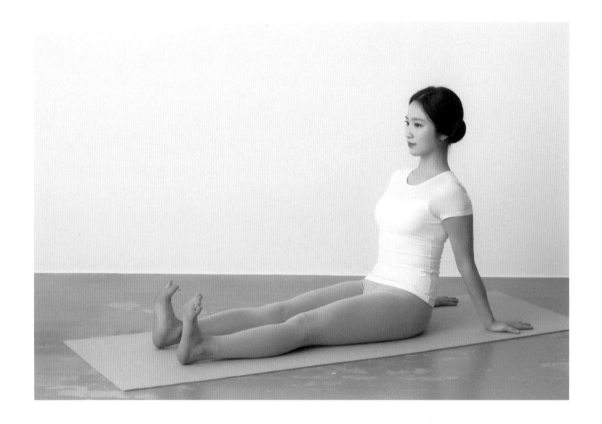

기본

양발을 골반 너비로 벌리고 바르게 앉는다. 양손이 엉덩이 뒤쪽 바닥에 닿을 수 있도록 편안히 둔다. 허리와 어깨가 구부정해지지 않도록 주의한다.

동작 1

내쉬는 숨에 엄지발가락이 서로 맞닿을 때까지 고관절과 다리를 천천히 안으로 만다. 허벅지 안쪽과 골반을 바닥에 밀착시키고 아랫배를 허리 쪽으로 끌어당기며 허리를 곧게 세운다. 5~10초 자세를 유지한 뒤 내쉬는 숨에 고관절을 열어 기본 자세로 돌아간다. 동작을 2~3회 반복한다.

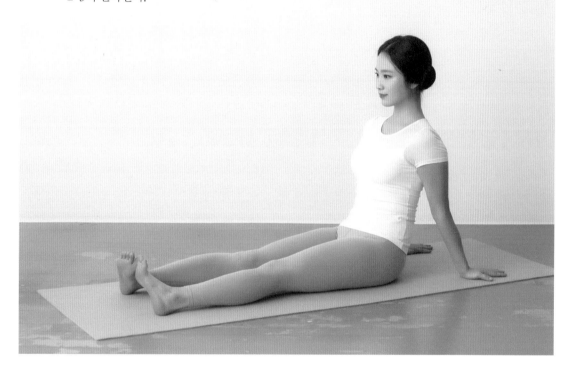

UPGRADE

허벅지를 안으로 말 때 골반부터 발목까지 다리의 바깥쪽을 두드리며 내려가고, 바깥쪽으로 벌릴 때 종아리 안쪽부터 허벅지까지 다리 안쪽을 두드려 올라오면 보다 효과적으로 자극할 수 있다.

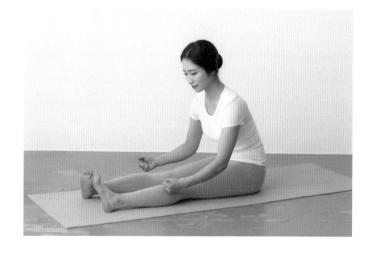

무릎 세워 고관절 돌리기

고관절의 유연성을 기를 수 있는 동작이다. 관절 주변의 근육과 신경의 균형을 바로잡아 불필요한 긴장감을 풀어준다.

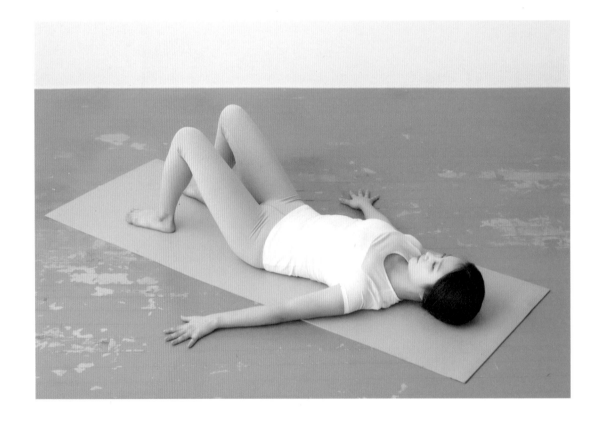

기본

양발을 골반 너비로 벌려 무릎을 세우고 바르게 눕는다. 양팔은 몸에서 45도 정도로 벌려 편안히 두고 턱을 당겨 뒷목을 늘리며 바닥에 내린다.

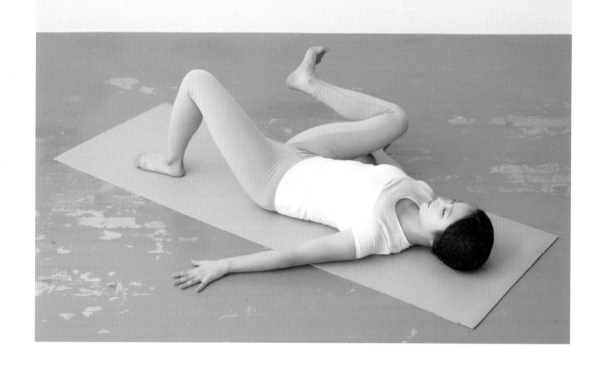

동작 1

마시는 숨에 오른쪽 무릎을 가슴으로 가져온다. 내쉬는 숨에 굽힌 무릎을 안에서 바깥쪽으로 크고 깊게 회전한다. 한쪽 방향으로 4회 회전 후 반대 방향으로 4회 회전한다. 반대쪽 다리도 동일한 동작을 진행한다.

—

TIP. 무릎을 회전할 때 골반이 바닥에서 뜨지 않도록 주의한다.

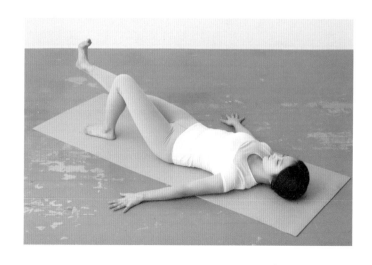

양 무릎 엇갈려 바닥에 내리기

골반과 고관절에 적절한 자극을 줌으로써 고관절 주변의 혈액순환을 돕는 동작이다.
허벅지 안쪽의 근육을 강화해 골반 균형을 바로잡는다.

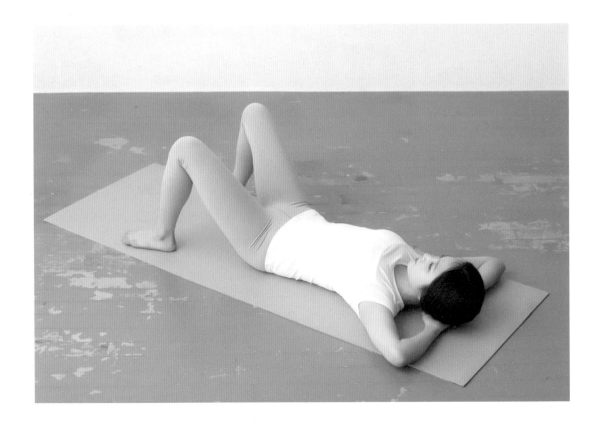

기본

양발을 골반 너비보다 넓게 벌려 무릎을 세우고 바르게 눕는다. 두 손은 깍지를 껴 머리 아래를 받
친다. 어깨의 긴장을 풀고 턱을 당겨 뒷목을 늘리며 바닥에 내린다.

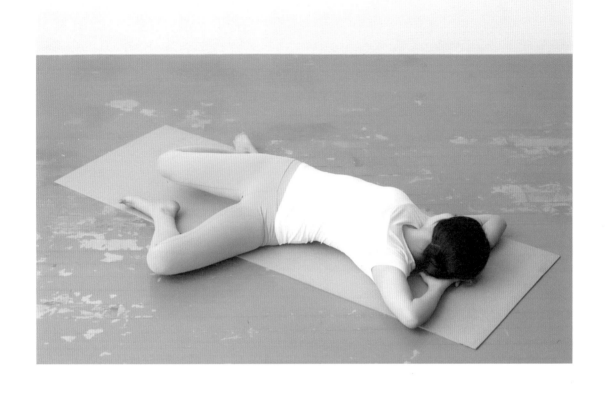

동작 1

내쉬는 숨에 양 무릎을 왼쪽 바닥으로 천천히 넘긴다. 고개는 오른쪽으로 돌려 시선을 오른쪽 팔꿈치에 고정한다. 10~15초 동안 자세를 유지한다. 천천히 등 - 허리 - 골반 - 허벅지 순으로 끌어올려 기본 자세로 돌아온다. 반대 방향으로도 동일한 동작을 진행한다. 전체 동작을 2~3회 반복한다.

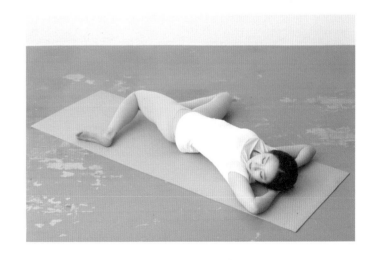

고관절 안으로 말아 무릎 내리기

골반의 균형을 맞춰주는 데 효과적이다. 특히 허벅지 안쪽 근육과 고관절의 과도한 이완으로 생기는 허리 통증을 해결하는 데 도움을 준다.

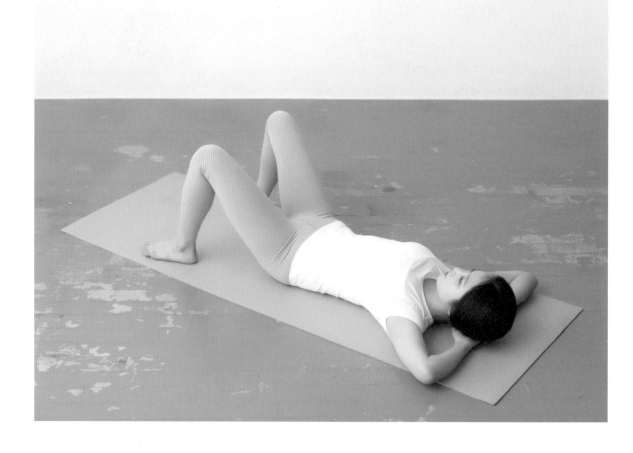

기본

양발을 골반 너비보다 넓게 벌려 무릎을 세우고 바르게 눕는다. 두 손은 깍지를 껴 머리 아래를 받친다. 어깨의 긴장을 풀고 턱을 당겨 뒷목을 늘리며 바닥에 내린다.

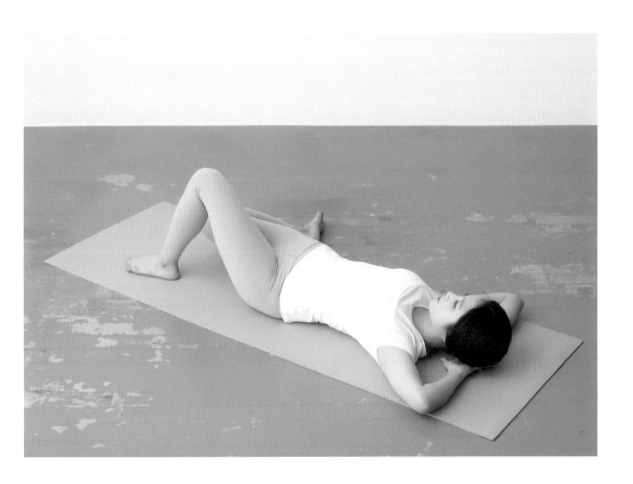

동작 1

내쉬는 숨에 고관절을 안으로 말아넣는다는 느낌으로 오른 무릎을 바닥으로 끌어내린다. 이때 허벅지와 무릎이 같은 선상에 놓일 수 있도록 한다. 10~15초 동안 자세를 유지한 뒤 천천히 기본 자세로 돌아온다. 반대 방향으로도 동일한 동작을 진행한다. 동작을 2~3회 반복한다.

—

TIP. 골반은 언제나 수평을 유지해야 하며 바닥에서 뜨지 않도록 주의한다.

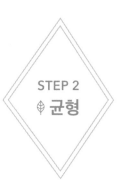
다리 벌려 골반 돌리기

골반의 앞뒤, 좌우의 균형을 잡아주는 동작이다. 회전을 통해 장의 움직임을 도와 소화를 돕는 효과가 있다. 골반과 연결된 허리와 다리의 균형을 잡아준다.

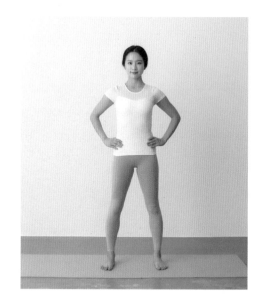

기본

양발을 골반 너비로 벌리고 바르게 선다. 어깨와 골반이 정면을 바라보며 양손은 편안하게 골반 옆을 잡는다. 허리와 다리에도 적절한 힘을 주어 균형이 흔들리지 않도록 한다.

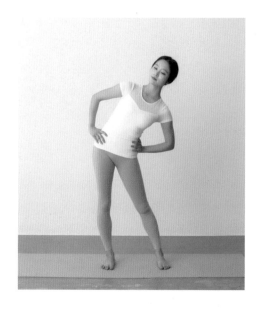

동작 1

내쉬는 숨에 골반을 천천히 오른쪽으로 밀어보낸다. 이때 아랫배를 허리쪽으로 바짝 끌어당기고 오른쪽 골반과 허리를 충분히 늘려준다. 5~10초 자세를 유지한 뒤 제자리로 돌아온다. 반대 방향으로도 동일한 동작을 진행한다.

—

TIP. 골반과 허리를 앞으로 내밀지 않도록 주의한다.

동작 2

내쉬는 숨에 최대한 커다란 원을 그리듯 골반을 오른쪽으로 밀면서 회전시킨다. 골반을 뒤로 밀어보낼 때에는 허리와 다리가 직각이 될 정도로 깊게 숙인다. 반대 방향으로도 동일한 동작을 진행한다. 전체 동작을 2~3회 반복한다.

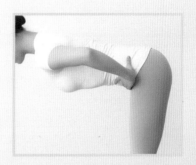

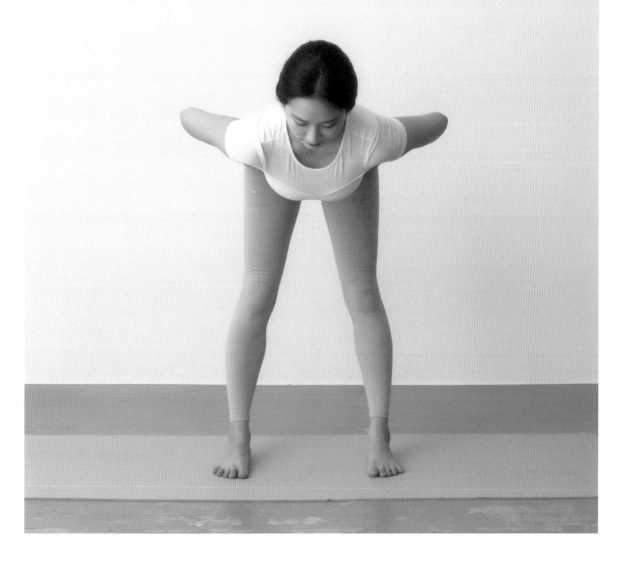

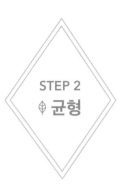

두 발 모아 골반 열고 닫기

좌우 골반의 균형을 잡아주는 동작이다. 긴장하고 경직된 골반의 유연성을 기르는 데
효과적이다.

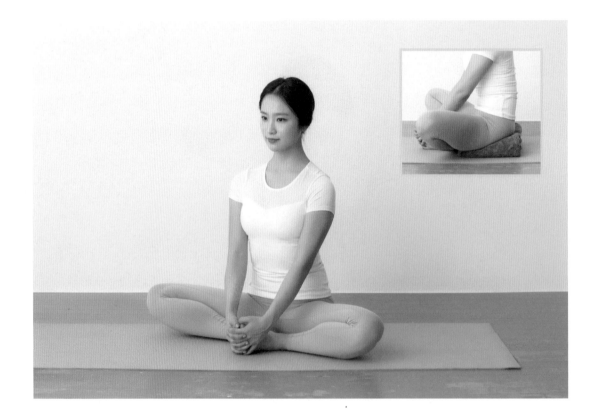

기본

무릎을 굽혀 발바닥이 서로 마주본 상태로 앉는다. 양손으로 발가락을 감싸 쥐고 뒤꿈치가 골반 중앙
가까이에 올 수 있도록 당긴다. 골반이 바닥을 누르면서 허리를 바르게 세우고 가슴과 어깨를 편다.
—
TIP. 무릎이 너무 높이 솟거나 골반의 긴장감으로 허리가 바르게 세워지지 않는 경우엔 엉덩이 밑에 블록이나 수건을
깔고 앉는다.

손을 풀고 모았던 양발을 20cm 앞
으로 보낸다. 마시는 숨에 양손으로
무릎을 감싸고 허리를 세우면서 천
천히 위로 들어 올린다.

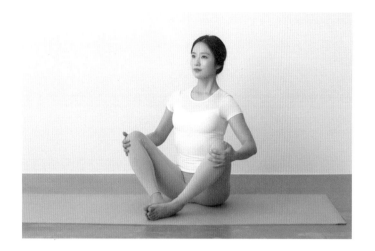

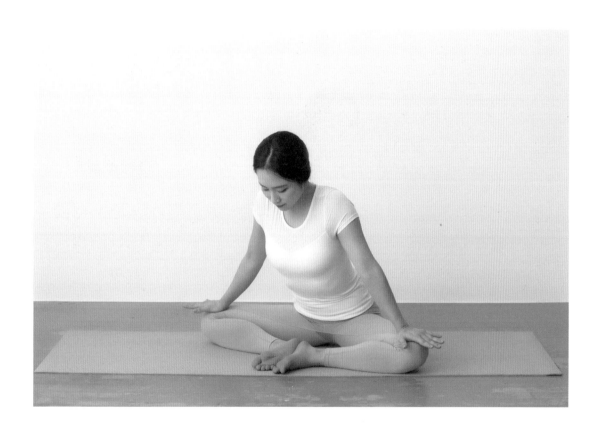

내쉬는 숨에 양손을 무릎 위로 올린 뒤 호흡에 맞춰 천천히 상체를 앞으로 숙이고 무릎을 바닥으
로 지그시 누른다. 천천히 상체를 숙이고 전체 동작을 2~3회 반복한다.

—

TIP. 상체를 숙일 때 허리를 과하게 굽히지 않도록 주의한다. 무리해서 무릎을 바닥에 내리누르지 않는다.

머리 뒤로 깍지 낀 골반 균형자세

골반과 고관절의 균형을 바로잡는 동작이다. 혈액순환을 돕고 자궁 건강을 되찾아 생리통을 완화시킨다.

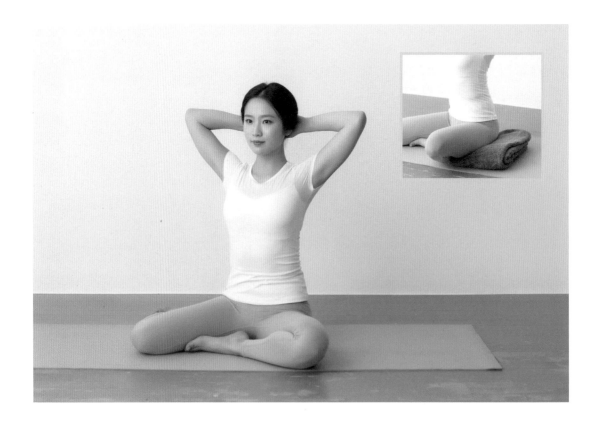

기본

왼다리는 접어 뒤꿈치가 골반 중앙에 오도록 하고, 오른다리는 바깥으로 접어 오른쪽 발등이 정면을 바라보도록 놓는다. 두 무릎이 같은 선상에 놓일 수 있도록 하며 두 허벅지 사이의 각도는 90도를 유지한다. 양손은 깍지를 껴 머리 뒤를 받친다.

—

TIP. 오른쪽 골반이 바닥에서 많이 뜬다면 반대쪽 골반 아래 방석이나 수건을 놓고 앉는다.

동작 1

내쉬는 숨에 상체를 천천히 오른쪽으로 기울인다. 이때 양쪽 골반이 모두 바닥에서 뜨지 않도록 균형을 잡는다. 시선은 천장이나 왼쪽 팔꿈치를 바라본다. 10~15초 자세를 유지한다.

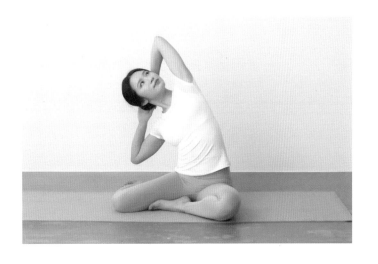

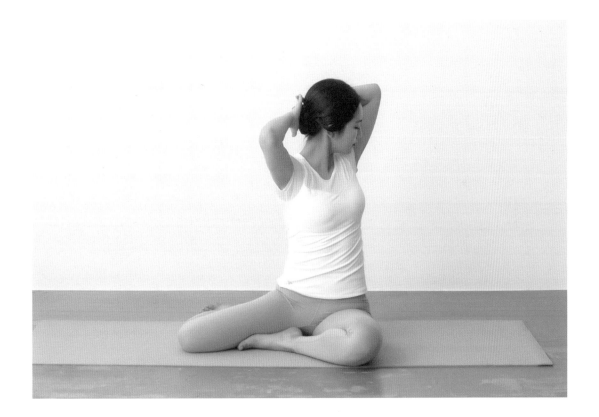

동작 2

마시는 숨에 상체를 마치 탑을 쌓듯 천천히 일으켜 세운다. 내쉬는 숨에 허리 - 가슴 - 어깨 - 머리 순으로 천천히 왼쪽 방향으로 비틀어준다. 5~10초 자세를 유지한 뒤 천천히 제자리로 돌아온다. 반대 방향으로도 동일한 동작을 진행한다.

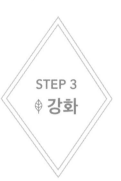
요람 흔들기자세

골반의 수평 균형을 잡아주는 동작이다. 고관절의 안쪽 근육과 바깥쪽 근육을 동시에 단련하는 효과가 있다.

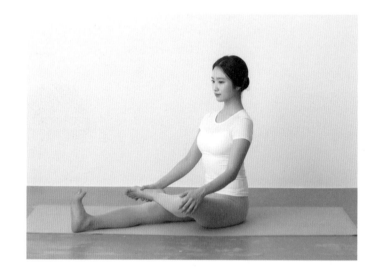

기본

양발을 골반 너비로 벌리고 바르게 앉는다. 왼 다리를 접어 왼발을 오른쪽 허벅지 위에 숫자 4모양이 되도록 올려 놓는다. 오른손으로 오른쪽 발바닥을 잡고 왼손으로는 왼쪽 무릎을 잡는다.

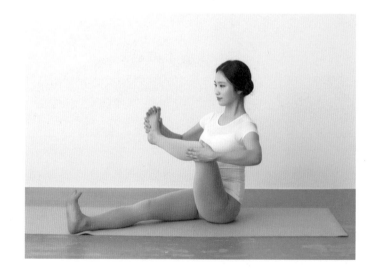

동작 1

마시는 숨에 굽혔던 왼 다리를 가슴 높이까지 들어 올린다. 이때 발과 무릎은 수평을 이루도록 한다. 내쉬는 숨에 들어 올린 다리를 가슴 가까이 끌어당긴다. 허리가 구부러지지 않도록 주의하며 팔꿈치는 양옆으로 넓게 펼친다.

왼쪽 팔꿈치에 왼쪽 무릎을 걸치고 오른쪽 팔꿈치에 왼발을 걸쳐 놓는다. 양손은 깍지를 낀 상태에서 마시는 숨에 다리 전체를 가슴 높이로 끌어 올리고 내쉬는 숨에 가슴과 가까워지도록 끌어당긴다. 골반을 바닥에 누르면서 허리를 바르게 세운다. 10~15초 동안 자세를 유지한 뒤 다리를 풀어 놓는다. 반대쪽도 동일한 동작을 진행한다.

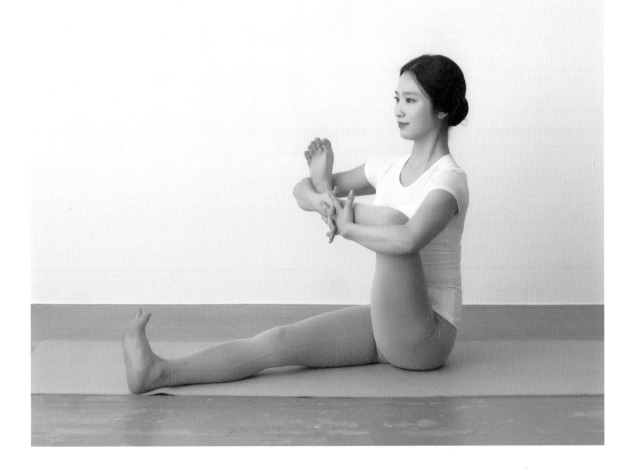

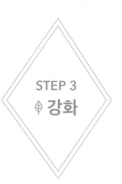

STEP 3

♦ 강화

돌진하는 전사자세

다리 뒷부분과 허벅지, 엉덩이 근육을 발달시켜 골반이 안정적으로 균형을 유지할 수 있도록 돕는다. 척추를 바르게 세우는 데에도 효과적이다.

기본

손과 무릎은 바닥에 대고 어깨 아래에 손목이 오도록 한다. 다리는 골반 너비로 벌리고 무릎과 바닥은 직각을 유지한다. 시선은 바닥을 보고 편안한 호흡을 한다.

—

TIP. 손목과 어깨에 무게 중심이 쏠리지 않도록 유의하고 복부와 허리에 힘을 줘 단단하게 유지한다.

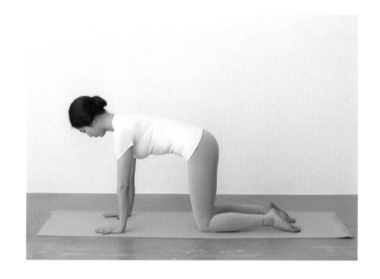

동작 1

마시는 숨에 오른 다리를 두 손 사이로 가져와 발바닥을 오른손 옆에 나란히 둔다. 발과 무릎은 수직을 이루도록 한다. 상체는 오른쪽 허벅지에 의지하고 뒤에 놓인 왼쪽 정강이와 발등 전체를 사용해 바닥을 힘껏 눌러 중심을 잡는다.

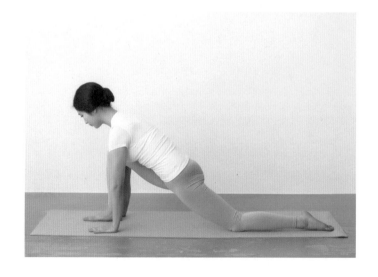

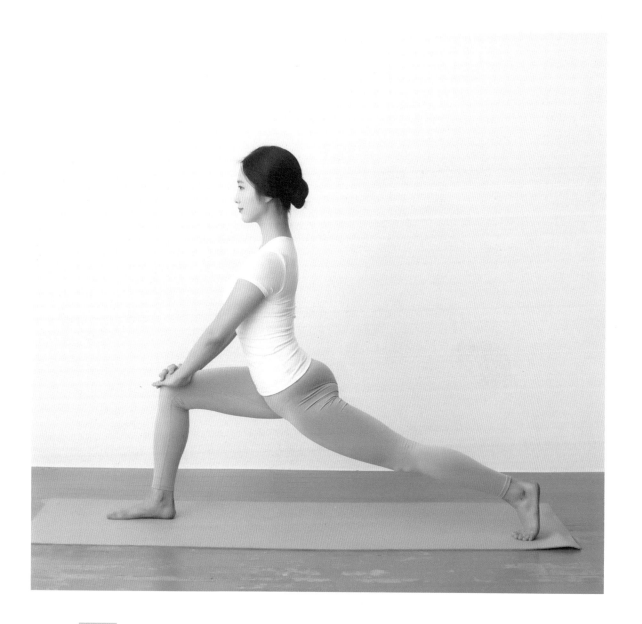

동작 2

마시는 숨에 왼 발끝을 세우고 뒤로 뻗은 왼 다리에 힘을 줘 바닥에서 들어 올린다. 상체를 가볍게
세우며 멀리 앞을 바라본다. 양손은 오른쪽 허벅지 위에 포개듯 올려놓고 허리를 곧게 세워 정면
을 바라본다. 10~15초 동안 자세를 유지한다.

—

TIP. 무릎이 발끝보다 앞으로 나오지 않도록 주의하며 무릎과 발목은 수직을 유지한다. 손에 체중을 실어 상체를 들어
올리는 것이 아니라 아랫배의 근력을 이용한다.

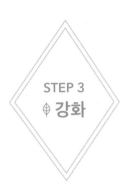
고양이자세에서 무릎과 고관절 돌리기

고관절을 여러 방향으로 움직여 엉덩이 근육을 강화할 수 있다. 고관절의 균형을 바로
잡는 동시에 유연성을 기를 수 있다.

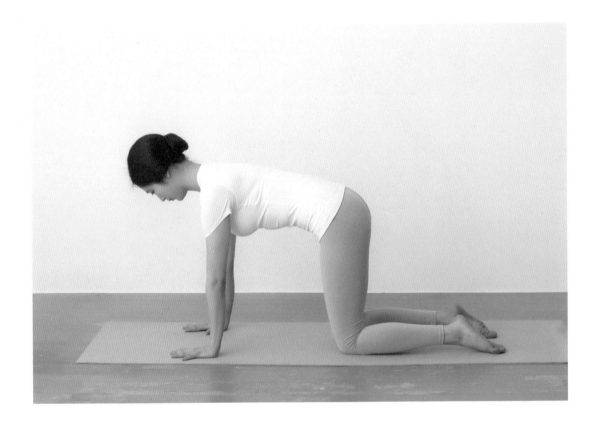

기본

손과 무릎은 바닥에 대고 어깨 아래에 손목이 오도록 한다. 다리는 골반 너비만큼 벌리고 무릎과
바닥은 직각을 유지한다. 시선은 바닥을 보고 편안한 호흡을 한다.

—

TIP. 손목과 어깨에 무게 중심이 쏠리지 않도록 유의하고 복부와 허리에 힘을 줘 단단하게 유지한다.

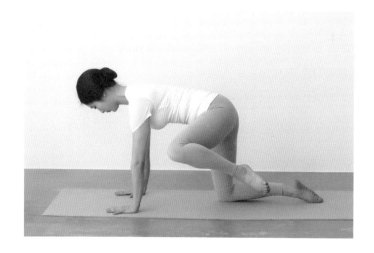

동작 1

복부의 힘을 유지한 상태에서 마시는 숨에 무릎을 가슴 쪽으로 가져오고 내쉬는 숨에 안에서 바깥으로 크게 돌린다. 엉덩이는 수평을 유지한다. 반대 방향으로도 동일한 동작을 진행한다.

—

TIP. 무릎을 회전시킬 때 고관절의 움직임을 함께 느낀다.

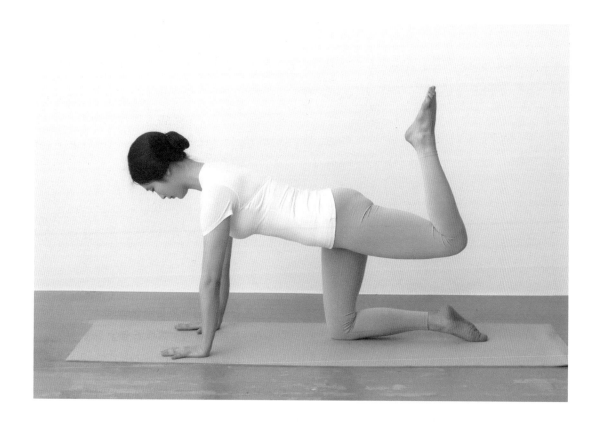

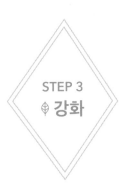

STEP 3
◈ 강화

누워서 마주 잡은 발 가슴으로 끌어당기기

골반을 바르게 열어준 상태에서 골반의 근육과 신경을 강화하는 동작이다. 허리 아래를 늘려주고 아랫배의 근육을 강화하는 데도 도움이 된다.

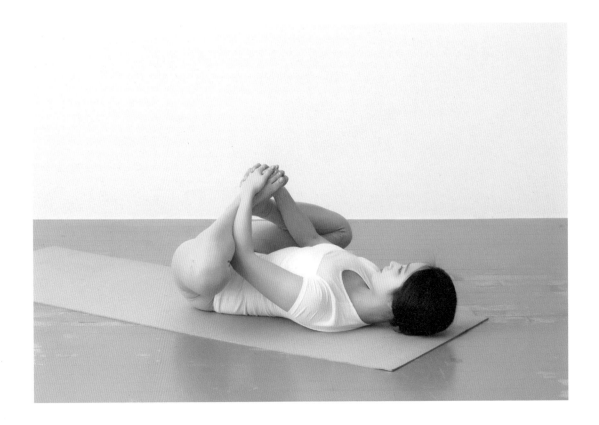

기본

매트 위에 바르게 누워 무릎을 양 옆으로 굽혀 발바닥이 서로 맞닿을 수 있도록 한다. 양발을 들어 올려 양손으로 깍지 껴 감싸 쥔다. 골반이 바닥에서 뜨지 않도록 주의하며 감싸 쥔 양발을 골반 중앙으로 당긴다. 잠시 호흡을 가다듬고 자세를 유지한다.

마시는 숨에 양발로 포물선을 그리며 가슴 위로 들어 올린다. 내쉬는 숨에 어깨와 팔꿈치를 양 옆으로 벌리며 들어 올린 양발을 가슴 쪽으로 끌어당긴다. 골반과 허벅지가 부드럽게 열리는 것을 느끼며 10~15초 동안 자세를 유지한다.

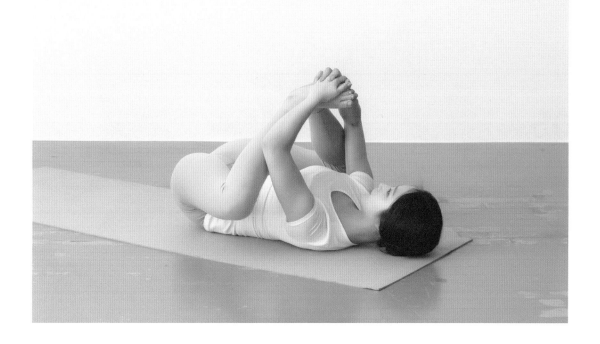

UPGRADE

내쉬는 숨에 고개를 들어 시선을 배꼽에 고정한다. 가능하다면 등을 바닥에서 완전히 들어 올리고 턱을 당겨 뒷목을 길게 늘린다. 어깨에 힘이 들어가지 않도록 주의하면서 10~15초 동안 자세를 유지한다.
—
TIP. 고개를 들어 올렸을 때 몸의 중심이 흔들리지 않도록 허리를 바닥에 안정적으로 고정시킨다.

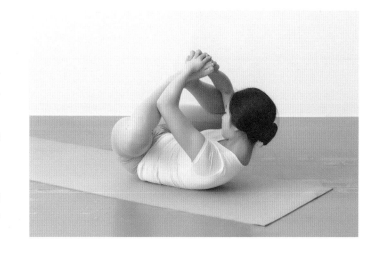

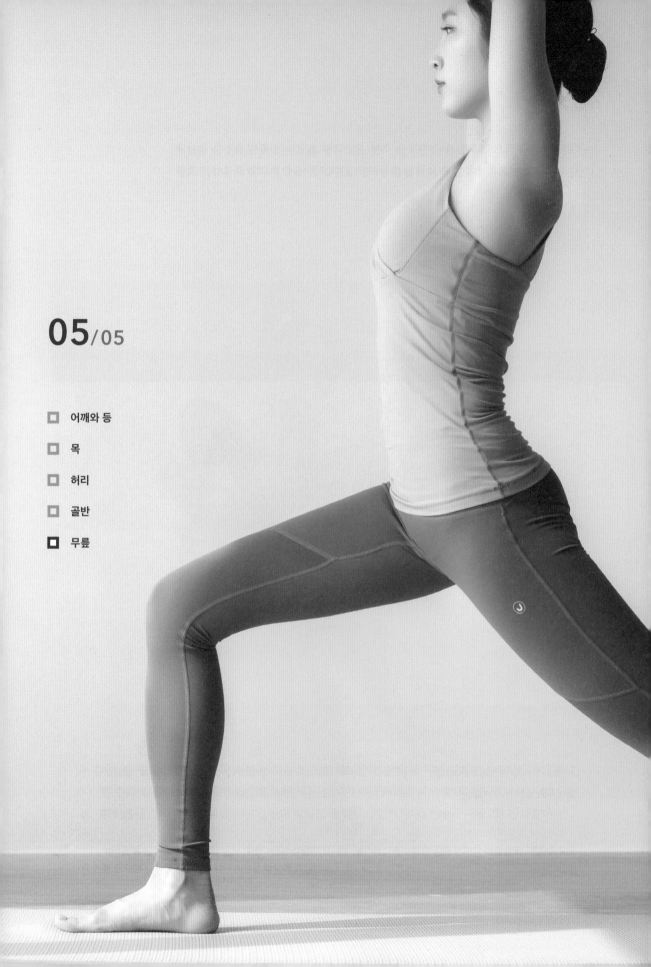

- ☐ 어깨와 등
- ☐ 목
- ☐ 허리
- ☐ 골반
- ☑ 무릎

무릎

최근 100세 시대라는 말이 낯설지 않을 정도로 평균 수명이 늘어나면서 대표적인 노인성 질환인 퇴행성관절염 환자도 증가하고 있습니다. 그 중에서도 특히 무릎 통증을 호소하는 이가 크게 늘어나고 있는데, 그 대상 또한 노인뿐만 아니라 중장년층과 30대 초반에 이르기까지 점차 다양해지고 있지요.

이처럼 무릎 질환이 늘어나는 이유로는 잘못된 자세와 식습관으로 발생한 신체 불균형을 들 수 있습니다. 특히 무릎은 허리와 함께 상체 무게를 지탱하는 주요 부위로, 허리의 균형이 무너지면 그 무게가 고스란히 무릎에 집중돼 큰 통증을 느끼게 됩니다.

운동 부족으로 약해진 다리 근력이 무릎 관절에 악영향을 끼치기도 합니다. 무릎은 주변 근육의 도움을 받아 무게를 지탱하고 충격으로부터 보호받는 부위입니다. 따라서 걷지도 뛰지도 않는 좌식 생활에 익숙한 현대인들이 무릎 통증을 느끼는 것은 당연한 일일지도 모릅니다.

무릎 통증을 치유하기 위해서 가장 먼저 선행되어야 할 것은 척추의 균형을 바로잡는 일입니다. 무릎 통증을 호소하는 대부분의 환자들은 허리의 근력을 기르고 균형을 바로잡는 것만으로도 무릎 통증을 해결할 수 있습니다. 더불어 무릎 관절 주변의 근육을 강화하는 단계도 필요합니다. 다소 통증이 느껴지더라도 꾸준히 걷고 운동을 지속해야 무릎 주변의 혈액순환과 근력 형성에 도움 된다는 점을 명심하세요.

 나에게 맞는 치유요가 단계 선택하기 (✓ 3개: 완화 ✓ 1~2개: 균형 ✓ 0~1개: 강화)

☐ 계단을 오르내릴 때 무릎 통증을 자주 느낀다.

☐ 무릎을 꿇은 상태로 10분 이상 앉아 있지 못한다.

☐ 무릎을 꿇거나 무릎을 누르는 동작을 하기가 어렵다.

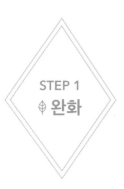

한 손으로 무릎 잡고 다리 펴기

무릎 관절에 부담을 주지 않으면서 주변 인대와 근육의 수축과 이완을 반복하는 동작이다. 이를 통해 무릎 통증을 효과적으로 완화시킨다.

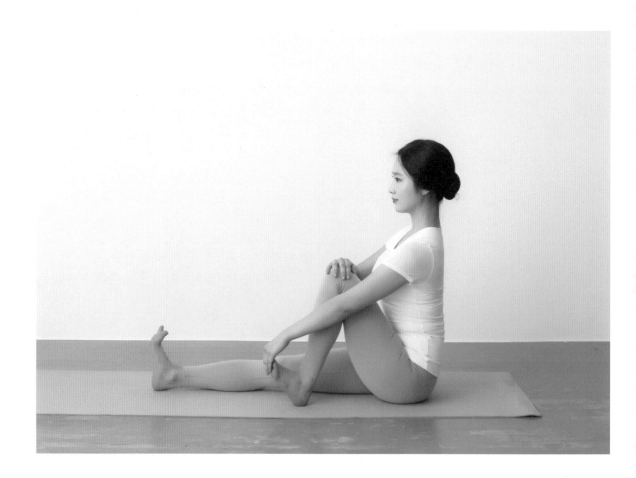

기본

왼쪽 무릎을 접어 세워 앉는다. 왼손으로 왼발을 잡고 오른손은 왼쪽 무릎을 잡는다. 왼쪽 뒤꿈치가 최대한 왼쪽 엉덩이 가까이에 놓이도록 하며 허리가 굽지 않도록 주의한다. 이때 펴진 다리의 발끝은 몸 쪽으로 당긴다.

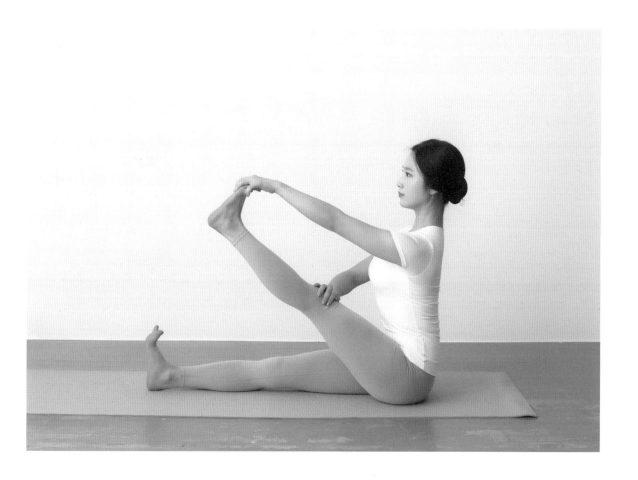

동작 1

마시는 숨에 왼쪽 무릎을 가슴 가까이 당겨온다. 왼 가슴과 무릎이 일직선상에 놓이도록 주의하며
뒤꿈치를 바닥에서 들어 올린다. 내쉬는 숨에 굽혔던 무릎을 천천히 앞으로 뻗는다. 오른손으로
무릎을 안정적으로 잡은 상태로 10~15초 자세를 유지한다.

—

TIP. 다리가 곧게 펴지지 않는 경우에는 무리해 펴지 않는다. 대신 허리는 곧게 편다.

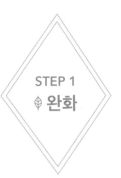
다리 모아 발끝 밀고 당기기

굳어 있는 발목의 유연성을 길러주는 동작이다. 종아리 근육을 함께 발달시켜 하체의 혈액순환을 돕고 무릎 관절의 긴장감을 풀어준다.

기본

양발을 붙이고 다리를 곧게 펴서 앉는다. 양손은 엉덩이 뒤쪽 바닥에 편안히 내려놓는다. 발끝을 몸 쪽으로 잡아당겨 허벅지 - 종아리 - 아킬레스건 - 뒤꿈치 순서로 늘려준다.

—

TIP. 다리를 붙이고 앉기 어려운 경우에는 양발을 골반 너비로 벌리고 앉아서 동작을 진행한다.

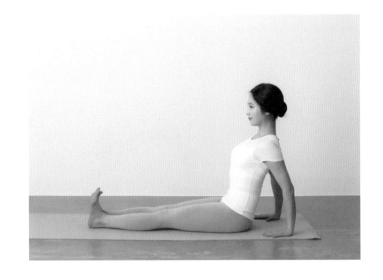

동작 1

내쉬는 숨에 발목과 발등을 늘린다는 생각으로 양 발끝을 앞으로 밀어낸다. 발끝을 같은 방향으로 밀고 잡아당기는 동작을 3회 반복한다.

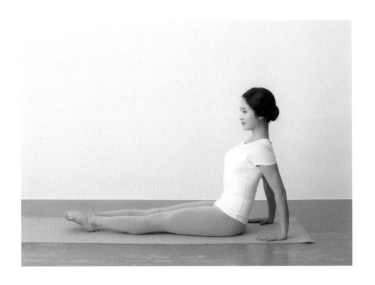

내쉬는 숨에 발끝을 서로 다른 방향으로 교차해 밀고 잡아당기는 동작을 5회 반복한다.

—

TIP. 발목이 충분히 이완될 수 있도록 시간을 가지고 천천히 동작을 진행한다.

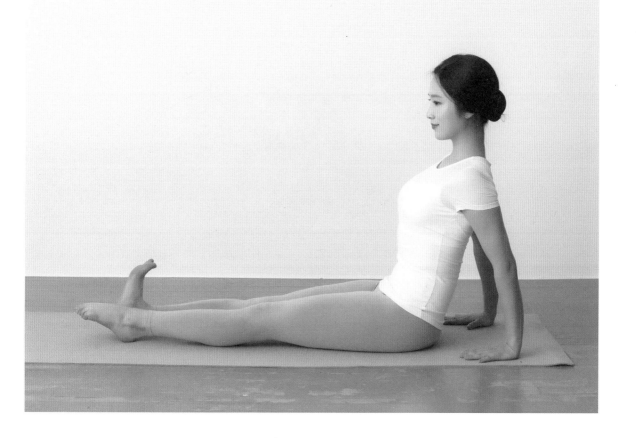

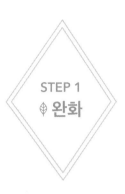

허벅지 잡아 오금 펴기

허벅지와 무릎을 함께 스트레칭하는 동작으로 다리를 곧게 펴 하체의 혈액순환을 도와주는 효과가 있다.

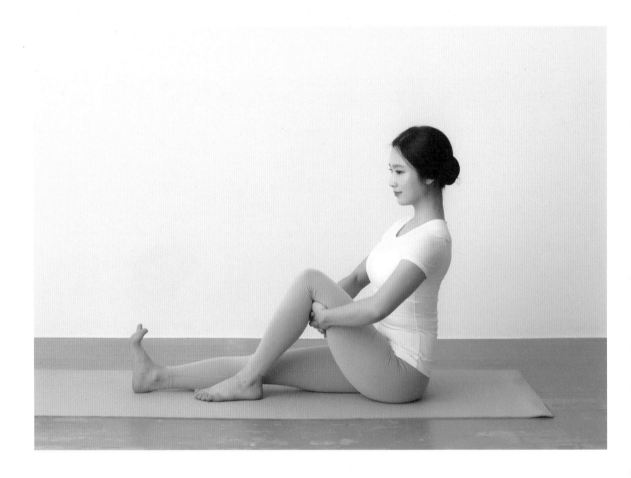

기본

양발을 골반 너비로 벌리고 바르게 앉는다. 왼쪽 무릎을 45도 정도 접어 세우고 양손으로 왼쪽 허벅지 중앙을 깍지 껴 잡는다. 골반의 균형을 유지하며 허리를 곧게 세운다.

—

TIP. 세운 무릎이 밖으로 벌어지는 경우에는 발을 더 앞으로 보낸 상태에서 동작을 진행한다.

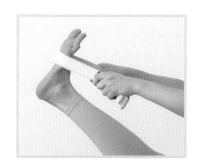

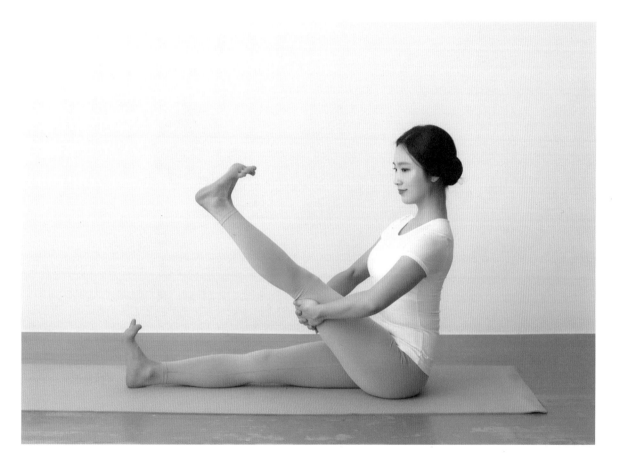

동작 1

마시는 숨에 오른쪽 허벅지를 가슴 가까이 끌어당기고 내쉬는 숨에 다리를 천천히 곧게 뻗어 밀어
낸다. 발바닥이 정면을 향한 상태에서 무릎 관절과 허벅지 근육을 이용해 자세를 유지한다. 10~15
초 동안 자세를 유지한 뒤 마시는 숨에 무릎을 가슴으로 끌어와 발을 바닥에 내려놓는다.
—
TIP. 무릎이 곧게 펴지지 않으면 발에 스트랩을 감싸 잡아 허리와 오금을 펴준다.

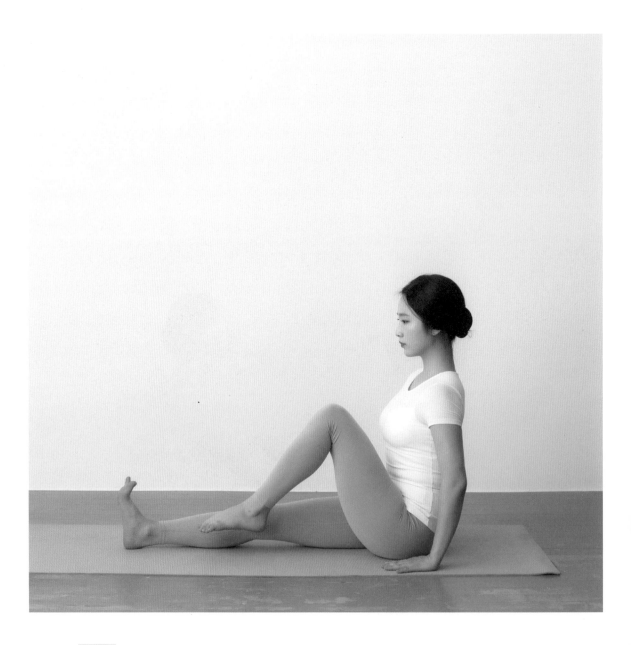

기본 자세로 돌아와 이번에는 양손을 엉덩이 옆에 두고 아랫배와 허벅지의 힘을 이용해 왼 무릎을 가슴 앞으로 끌어당긴다.

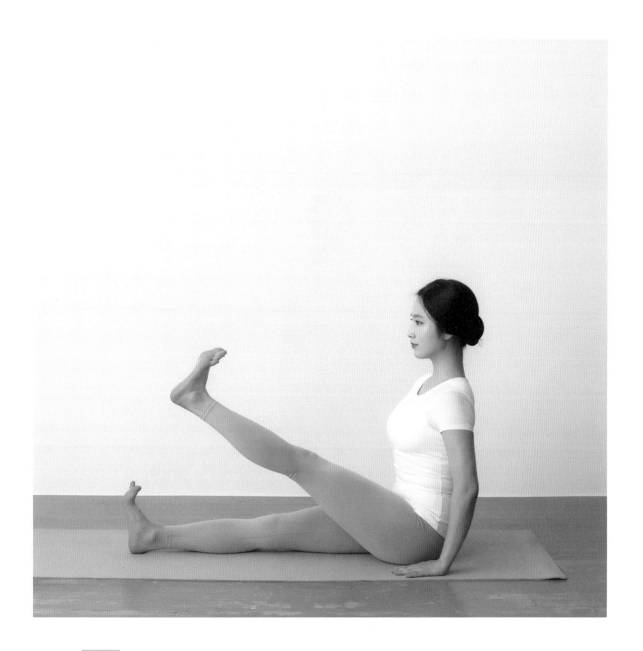

동작 3

내쉬는 숨에 다리를 천천히 곧게 뻗어 밀어낸다. 10~15초 정도 자세를 유지한 뒤 마시는 숨에 무릎을 가슴으로 끌어와 발을 바닥에 내려놓는다. 반대쪽도 동일한 동작을 진행한다.

—

TIP. 허벅지 근육을 이용해 흔들림 없이 자세를 유지하고, 뻗어낸 발바닥이 정면을 향하도록 집중한다.

무릎 모아 잡고 돌리기

무릎 관절과 인대를 부드럽게 마사지하는 효과가 있다. 무릎 주변의 혈액순환을 돕고
긴장감을 풀어준다.

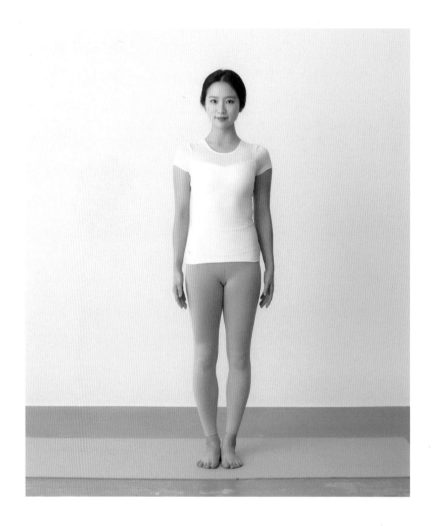

기본

양발을 가지런히 모아 바르게 선다. 발바닥 전체가 지면에 닿아 무게 중심이 골
고루 전달될 수 있도록 한다. 허리와 가슴을 펴고 정면을 바라본다.

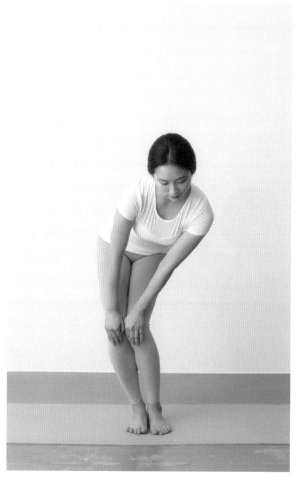
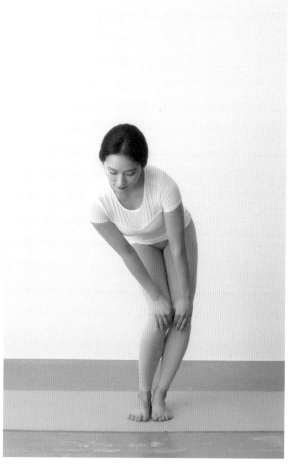

무릎을 45도 정도 구부린 뒤 양손을 각 무릎 위에 올려놓는다. 손바닥으로 무릎을 감싸 쥐고 시계 방향으로 5~10회 돌린다. 반대 방향으로도 동일한 동작을 진행한다. 전체 동작을 2~3회 반복한다.

—

TIP. 상체를 앞으로 숙일 때는 아랫배를 허리 쪽으로 바짝 당겨 허리를 보호한다. 무릎을 너무 빠르게 돌리지 않도록 주의한다.

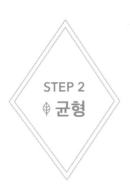
앉아서 무릎 들고 내리기

고관절과 무릎 관절의 균형을 잡아주는 데 효과적이다. 골반과 연결된 허벅지와 엉덩이, 허리 근육까지 단련시켜 균형을 잡아준다.

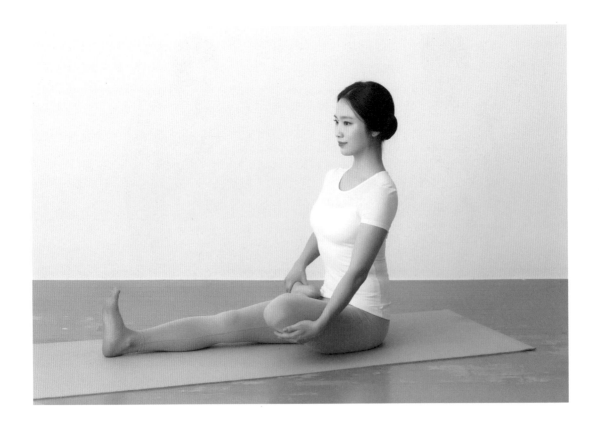

기본

양발을 골반 너비로 벌리고 바르게 앉는다. 왼발의 발날을 오른쪽 사타구니에 껴 넣는다. 왼손으로 왼쪽 무릎을 감싸 쥐고 오른손으로 왼발을 잡는다. 골반의 균형을 유지하며 허리를 바르게 세워 가슴과 어깨를 편다.

동작 1

마시는 숨에 왼손으로 무릎 아래를
받치고 가슴 높이까지 천천히 끌어
올린다. 이때 허리는 곧게 편다.

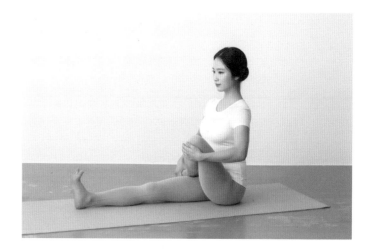

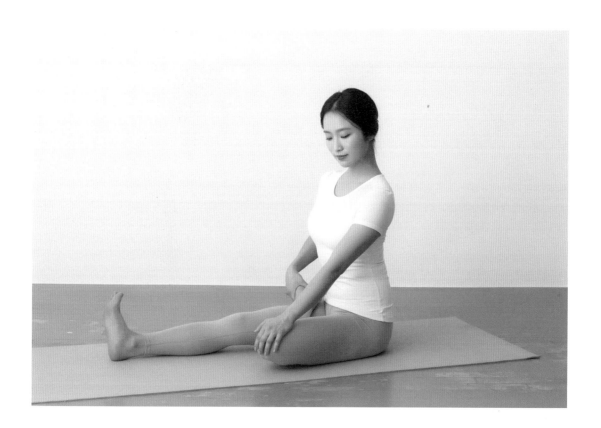

동작 2

내쉬는 숨에 무릎을 감쌌던 왼손을 무릎 위로 올려 왼쪽 무릎을 지그시 바닥으로 눌러 내린다.
5~10초 동안 자세를 유지한다. 전체 동작을 2~3회 반복한다.

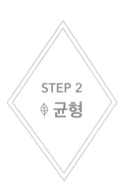

한쪽 무릎 포갠 소머리자세

교차한 무릎에 적절한 압력이 가해져 무릎 근육을 강화하는 효과가 있다. 벌어진 골반을 조여 줘 골반 균형에도 도움을 주는 동작이다.

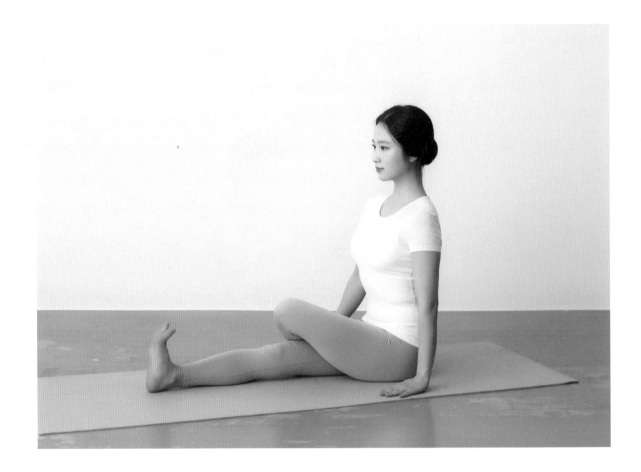

기본

왼 다리를 오른 다리 위에 올려놓은 뒤, 무릎이 서로 맞닿을 수 있도록 교차해 앉는다. 오른손으로 왼발을 잡고 왼손은 엉덩이 옆 바닥에 편안히 내려놓는다. 교차한 무릎의 위치는 코와 일직선상에 놓이도록 하며 허리를 바르게 세운다.

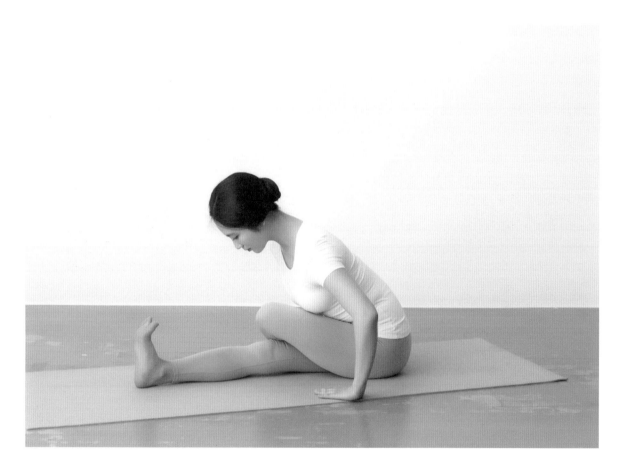

동작 1

숨을 깊게 들이마시고 내쉬는 숨에 곧게 편 상체를 천천히 숙인다. 이때 교차한 무릎이 서로 벌어
지지 않도록 양쪽 다리를 팽팽하게 유지한다. 어깨와 팔꿈치는 자연스럽게 양옆으로 펼친 직각 상
태를 유지하며 15~20초 동안 자세를 유지한다. 반대쪽도 동일한 동작을 진행한다.

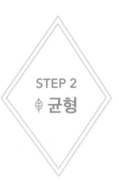
무릎 꿇고 한 다리 뒤로 보내기

아랫배에서부터 사타구니, 허벅지, 무릎까지 길게 스트레칭하는 동작이다. 골반과 무릎, 발목의 균형을 잡고 다리 전체의 혈액순환을 돕는다. 하체 근력을 기르는 데에도 효과적이다.

기본

무릎을 꿇고 허리를 곧게 세워 바르게 앉는다. 이때 엄지발가락은 서로 맞닿은 상태이며 뒤꿈치를 벌려 그 사이 엉덩이가 편안히 놓일 수 있도록 한다.

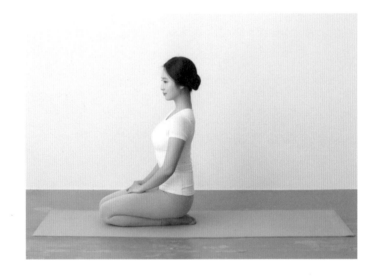

동작 1

양손을 무릎 옆 바닥에 놓는다. 내쉬는 숨에 오른 다리를 뒤로 뻗어 보낸다. 허벅지 뒤쪽은 천장을 향한 상태를, 골반은 정면을 바라 본 수평 상태를 유지한다.

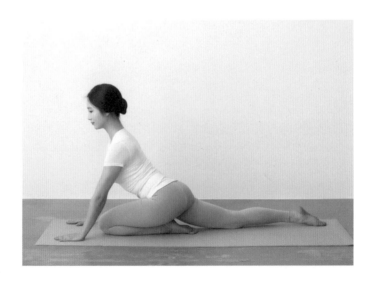

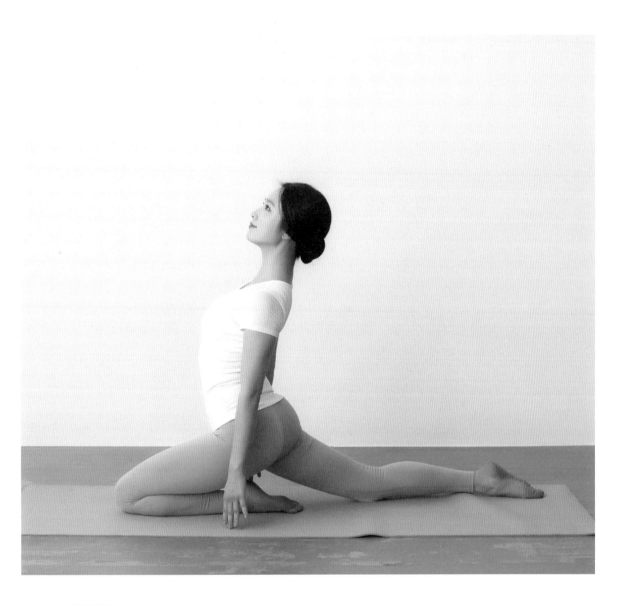

동작 2

손끝이 바닥에 닿을 때까지 상체를 천천히 일으켜 시선이 정면을 향하도록 한다. 양쪽 무릎으로 바닥을 누른다는 느낌으로 다리 전체를 이용해 흔들리지 않도록 자세를 유지한다. 마시는 숨에 허리와 가슴을 천장 쪽으로 들어 올리고 앞 목을 길게 늘려 천장을 바라본다. 10~15초 동안 자세를 유지한다. 반대쪽도 동일한 동작을 진행한다.

—

TIP. 손끝이 바닥에 닿지 않으면 허벅지 위에 양손을 포개어 올려놓는다. 천장을 바라보는 것이 힘들면 시선이 정면을 향하도록 한다.

무릎 붙여 허리 들어 올리기

허리와 골반의 근육을 강화하고 허벅지와 종아리 근육을 단련시키는 동작이다. 무릎 관절을 보호하고 무릎 인대와 근육을 강화하는 데에도 도움이 된다.

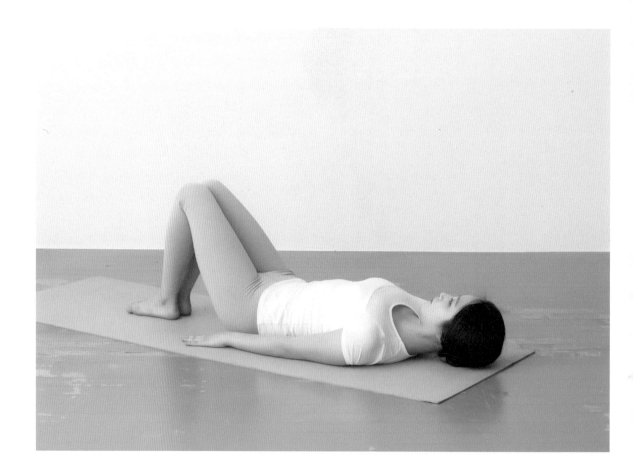

기본

무릎을 세우고 바닥에 바르게 눕는다. 이때 무릎과 양발은 서로 붙이고 뒤꿈치와 엉덩이 사이는 손바닥만큼(20cm) 거리를 유지한다. 손바닥을 바닥에 둔 상태에서 턱을 당겨 뒷목을 늘리며 바닥에 내린다.

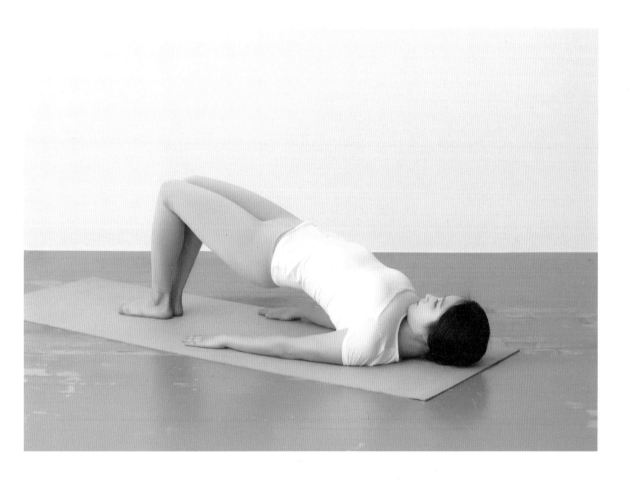

마시는 숨에 손바닥과 팔로 바닥을 밀며 허벅지 - 골반 - 허리 - 등 순으로 천천히 들어 올린다. 무릎과 발목이 수직을 이룰 때까지 등을 끌어올린 뒤 10~15초 동안 자세를 유지한다. 내쉬는 숨에 등 - 허리 - 골반 순으로 바닥에 내린다. 전체 동작을 2회 반복한다.

—

TIP. 뒷목에 체중이 집중되지 않도록 몸무게를 어깨와 팔, 허리, 허벅지, 무릎, 발에 골고루 분산한다.

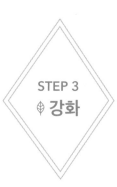

한쪽 발목 뒤로 잡고 무릎과 허벅지 늘리기

무릎에 적절한 압력을 가해 무릎 관절과 주변 근육을 강화하는 데 탁월한 효과가 있다.

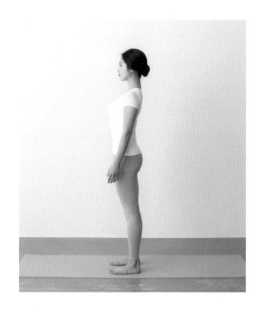

기본

다리를 골반 너비로 벌리고 매트 위에 바르게 선다. 발바닥 전체가 지면에 닿아 무게 중심이 골고루 전달될 수 있도록 한다. 허리와 가슴을 펴고 정면을 바라본다.

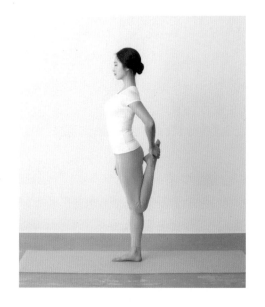

동작 1

왼 다리를 접어 뒤로 보낸 뒤 왼손으로 발등이나 발목을 잡아 뒤꿈치가 엉덩이 가까이에 올 수 있도록 최대한 가깝게 붙인다.

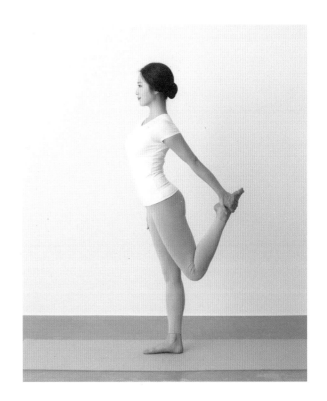

내쉬는 숨에 왼발을 천천히 뒤로 보낸다. 팔
과 다리가 팽팽해질 때까지 뒤로 밀어 올리
고 안정감 있게 균형을 잡을 때까지 한 점을
응시한다는 생각으로 시선을 고정한 채 호흡
을 가다듬는다.

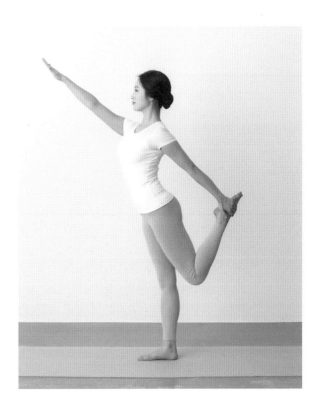

동작 3

마시는 숨에 오른팔을 사선으로 뻗어 무게중
심을 맞춘다. 시선은 오른손 끝에 고정한 채
뒤로 잡은 왼발을 더 높게 끌어 올린다. 호흡
과 함께 15~20초 동안 자세를 유지한다. 내
쉬는 숨에 팔을 먼저 내리고 다리도 천천히
제자리에 내려놓는다. 반대쪽으로도 동일한
동작을 진행한다.

—

TIP. 바닥을 짚고 있는 왼 다리는 곧게 핀 상태를 유지
하며 발바닥 전체를 이용해 바닥을 강하게 누른다.

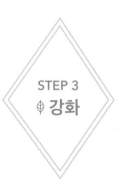

서서 뒤꿈치 들고 무릎 굽혀 유지하기

무릎과 발목 관절을 집중적으로 강화하는 동작이다. 지구력과 집중력을 기르는 데에
도 도움이 된다.

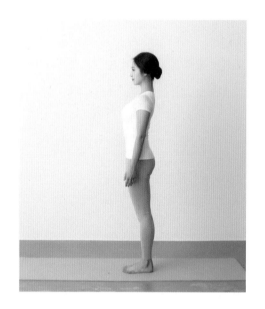

기본

다리를 골반 너비로 벌리고 매트 위에 바르
게 선다. 발바닥 전체가 지면에 닿아 무게 중
심이 골고루 전달될 수 있도록 한다. 허리와
가슴을 펴고 정면을 바라본다.

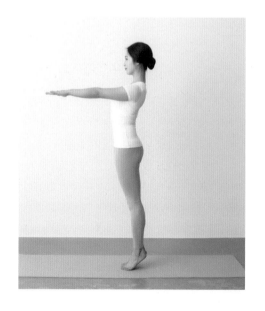

동작 1

마시는 숨에 양팔을 앞으로 뻗어 어깨 높이
까지 들어 올린 후 뒤꿈치를 천천히 들어 올
린다. 시선은 정면을 유지한 채 몸이 흔들리
지 않도록 호흡을 가다듬는다.
—
TIP. 아랫배를 허리 쪽으로 끌어 당기고 다리 전체에
힘을 주어 무릎과 발목에 부담을 덜어준다.

마시는 숨에 허리를 곧게 세운 상태를 유지한 채 천천히 무릎을 굽혀 바닥으로 최대한 내려간다. 이때 무릎이 발끝보다 30cm 이상 튀어나오지 않도록 주의한다. 15~20초 자세를 유지한 뒤 마시는 숨에 천천히 무릎을 펴 뒤꿈치를 바닥에 내리고 팔도 편안하게 바닥으로 내린다.

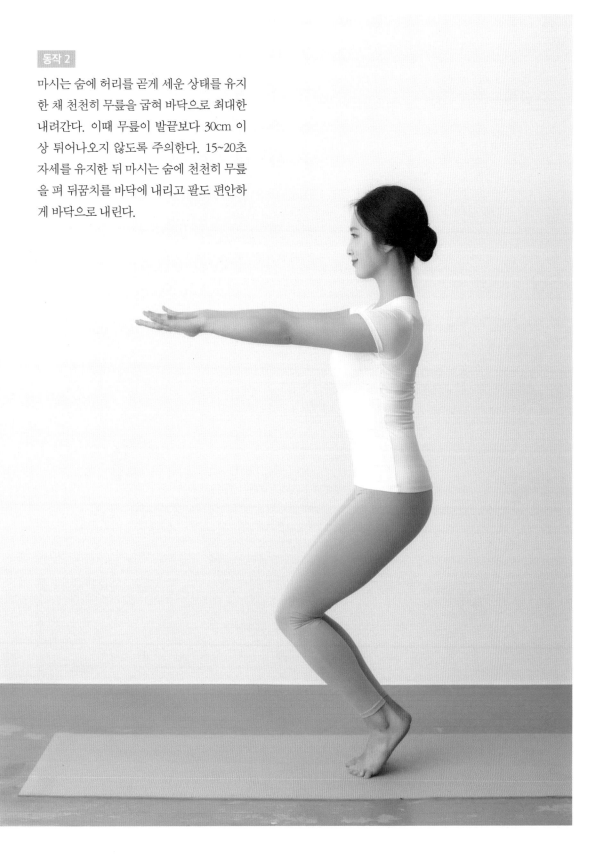

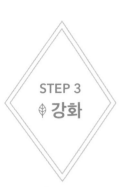
한쪽 무릎 세우고 반대쪽 다리 들고 내리기

무릎 주변 근육을 단련하는 동작이다. 무릎 안과 밖의 근육을 강화하는 데 탁월하다.

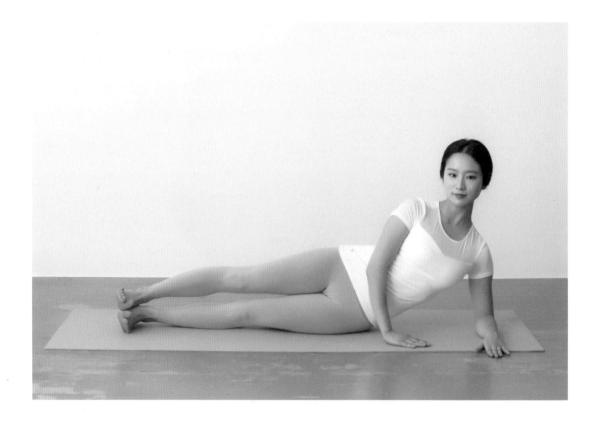

기본

옆으로 누워 왼쪽 팔꿈치를 90도로 접고 상체를 비스듬하게 일으켜 세운다. 오른손은 가슴 앞 바닥에 편안히 내려놓는다.

—

TIP. 어깨와 팔꿈치에 상체 무게가 전부 실리지 않도록 허리 근육을 사용해 곧게 편다.

왼 다리는 곧게 편 상태를 유지하고
오른쪽 무릎을 세워 오른발을 왼쪽
허벅지 앞에 놓는다. 세워진 오른쪽
무릎과 바닥이 수직을 유지하도록
주의한다.

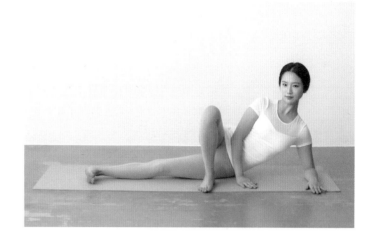

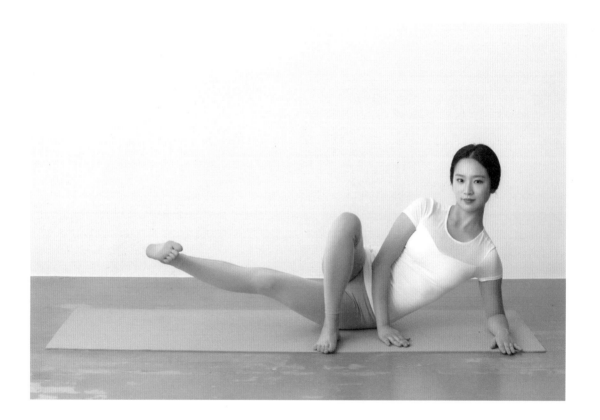

마시는 숨에 길게 뻗은 왼 다리를 바닥에서 20cm 정도 들어 올린다. 5~10초 정도 자세를 유지한
뒤 내쉬는 숨에 다리를 제자리에 내려놓는다. 동작을 5회 반복하고 반대쪽도 동일한 동작을 진행
한다.

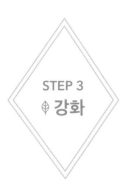
한쪽 다리 4자 모양 만들어 무릎 끌어당기기

골반을 열어주는 동시에 무릎 관절과 근육을 강화할 수 있는 동작이다. 허벅지 안쪽과 바깥쪽 근육을 단련시킴으로써 무릎 관절의 균형을 잡아주고 강화한다.

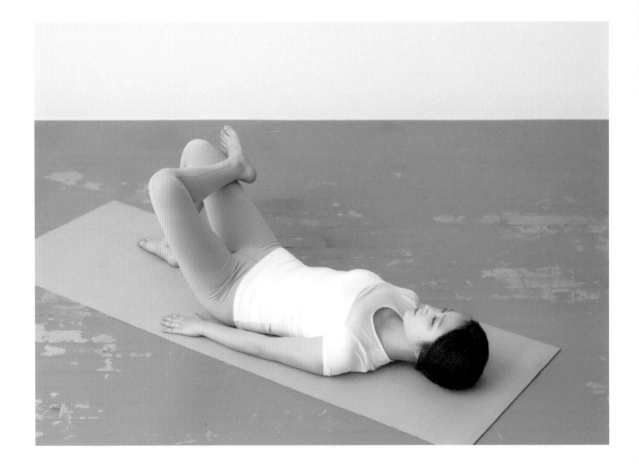

기본

무릎을 세우고 양발을 골반 너비로 벌려 바르게 눕는다. 왼 다리를 접어 왼쪽 발목을 오른쪽 무릎 위에 4자 모양으로 얹는다.

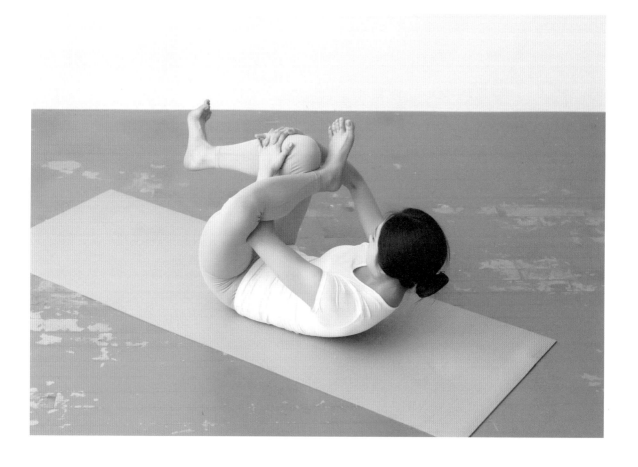

굽힌 왼 다리 사이로 왼손을 넣어 오른쪽 무릎 아래를 깍지 껴서 잡는다. 내쉬는 숨에 상체를 일으키며 오른쪽 무릎을 가슴 가까이 끌어당긴다. 시선은 배꼽을 바라보며 허리를 바닥으로 지그시 누르면서 중심을 잡는다. 10~15초 동안 자세를 유지한 뒤 다리를 제자리에 내려 놓는다. 반대쪽도 동일한 동작을 반복 진행한다.

—

TIP. 다리를 가슴 쪽으로 끌어당길 때에는 왼쪽과 오른쪽 무릎이 서로 저항하듯 반대 방향으로 밀어낸다.

PART
03

건강하고 활기찬
일상을 보냅니다

:

증상별 치유요가

일상생활에서 느끼는 불편한 증상을
완화해주는 치유요가를 소개합니다.
앞으로 소개할 증상은
아무런 치료 없이 내버려두면
어느새 질병으로 발전될 수 있는 것들입니다.
각각의 증상을 치유할 수 있는
맞춤식 동작들로 이루어져 있으니
꾸준한 수련을 통해
더 건강하고 편안한 일상을 맞이해보세요.

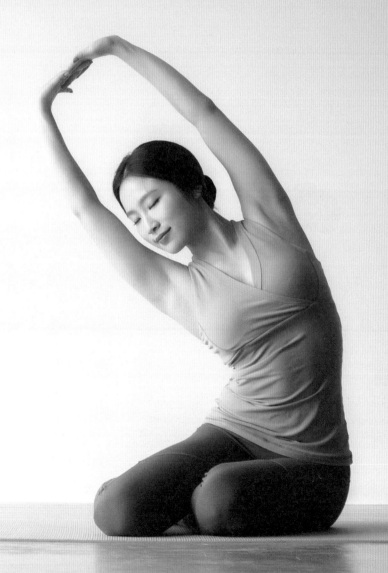

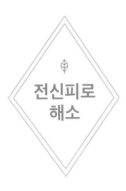

전신피로
해소

엎드려 팔꿈치 세우고 손으로 턱 괴기

등과 어깨의 긴장을 풀어줌으로써 허리 통증과 옆구리의 긴장을 풀어주는 동작이다.
깊은 호흡을 도와 마음의 편안함을 가져온다.

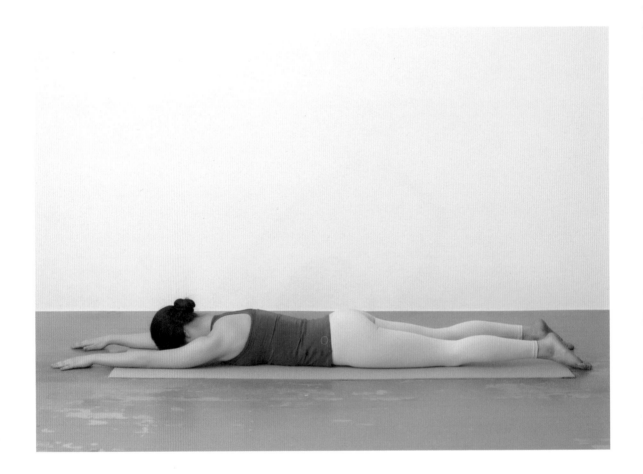

기본

이마를 바닥에 대고 엎드린다. 양팔은 어깨 너비로 벌려 앞으로 뻗고, 양발은 발등을 바닥에 대고
골반 너비로 벌려 놓는다. 편안히 호흡을 가다듬는다.

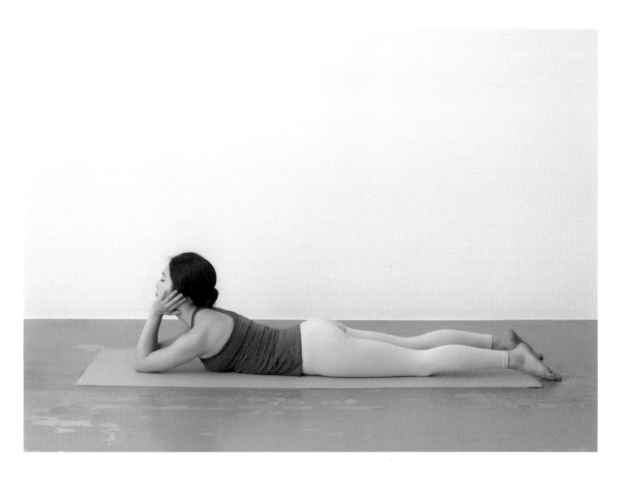

마시는 숨에 팔꿈치를 구부려 세우고 머리와 어깨를 들어 턱을 괸다. 눈을 감고 온몸의 힘을 뺀 상태에서 20~30초 동안 자세를 유지하며 전신이 이완되는 느낌에 집중한다. 온몸의 긴장감이 충분히 해소됐다고 판단되면 턱을 괸 손을 바닥에 내리고 넓게 포갠다. 고개를 한쪽으로 돌려 손등 위에 놓은 뒤 편안하게 휴식을 취한다.

—

TIP. 들어 올린 등과 목에 긴장감이 느껴진다면 팔꿈치의 간격을 더 넓게 벌린다.

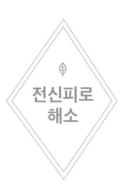
상체 넘겨 전신 늘리기

몸의 옆선을 깊고 충분히 자극하는 동작이다. 림프의 순환을 도와 노폐물 배출과 피로감 해소에 탁월하다.

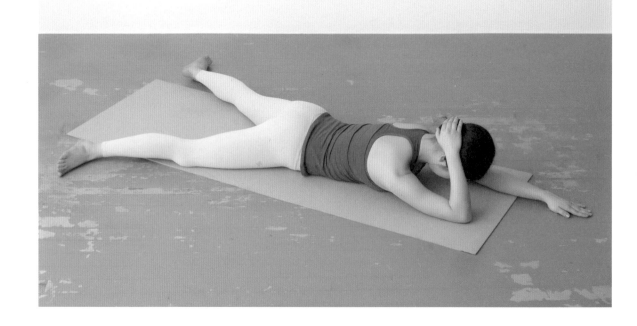

기본

이마를 바닥에 대고 엎드린다. 오른손으로 뒤통수를 잡고 왼팔은 앞으로 곧게 뻗는다. 다리는 어깨 너비보다 넓게 벌려 다리와 발 안쪽이 바닥에 닿도록 한다.

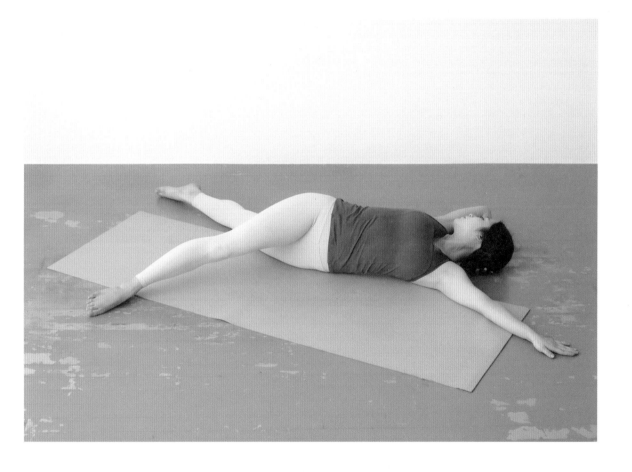

동작 1

마시는 숨에 오른쪽 허벅지와 골반을 들어 올린다. 내쉬는 숨에 오른쪽 골반 - 허리 - 가슴 - 어깨 - 머리 - 팔꿈치 순으로 왼쪽으로 넘긴다. 이때 시선은 오른쪽 팔꿈치를 향하도록 하며 오른쪽 발끝이 바닥에서 떨어지지 않도록 주의한다. 전신이 이완되는 것을 느끼며 15~20초 자세를 유지한다. 반대 방향으로도 동일한 동작을 진행한다.

—

TIP. 허리를 넘길 때 과하게 허리를 꺾거나 배를 앞으로 밀어내지 않도록 주의한다.

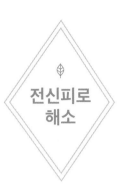

엎드린 나룻배자세

척추를 마디마디 자극해주고 굽어 있던 어깨와 등을 펴주는 동작이다. 머리부터 발끝까지 전신의 긴장을 풀어준다.

기본

이마를 바닥에 대고 엎드린다. 양팔은 어깨 너비로 벌려 앞으로 뻗고, 양발은 발등을 바닥에 대고 골반 너비로 벌려 놓는다. 편안히 호흡을 가다듬는다.

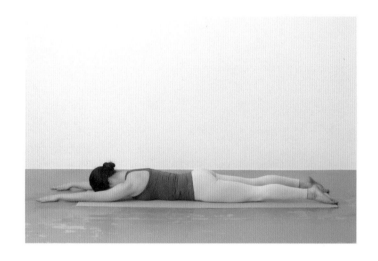

동작 1

마시는 숨에 양팔과 양다리를 동시에 머리 높이까지 들어 올린다. 호흡과 함께 5~10초간 자세를 유지한다. 시선은 먼 바닥을 바라본다.
—
TIP. 팔을 올릴 때는 가슴을 함께 밀어 올려 어깨가 긴장하지 않도록 한다.

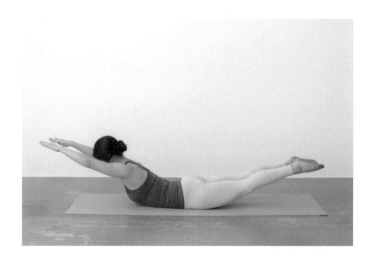

내쉬는 숨에 골반 너비로 벌렸던 다리를 모으고 앞으로 뻗었던 양팔은 반원을 그리며 손끝이 발을 향하도록 몸통 옆으로 가지고 온다. 이때 어깨와 가슴을 활짝 펴 상체와 다리를 더 위로 끌어 올린다. 시선은 멀리 천장을 향한다. 호흡과 함께 10~15초 동안 자세를 유지한다. 내쉬는 숨에 손발을 편안히 바닥에 내려놓는다.

—

TIP. 뒷목이 불편한 경우 시선은 편안히 바닥을 바라본다.

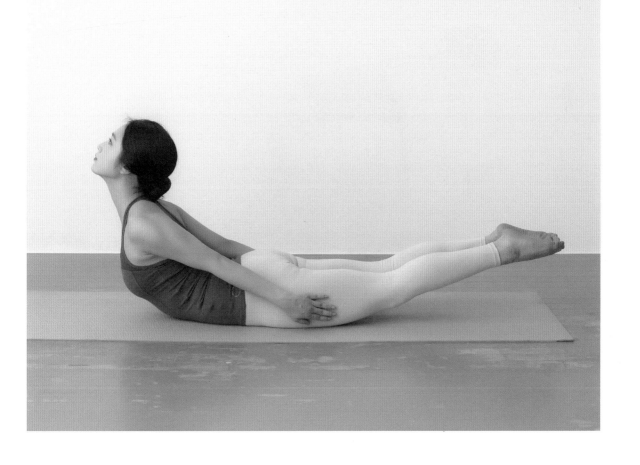

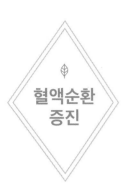
상체 앞뒤로 둥글리고 젖히기

머리부터 꼬리뼈에 이르기까지 상체의 균형을 바르게 잡아주는 동작이다. 전신의 혈액순환을 돕고 심장과 폐의 기능을 활발하게 해주는 효과가 있다.

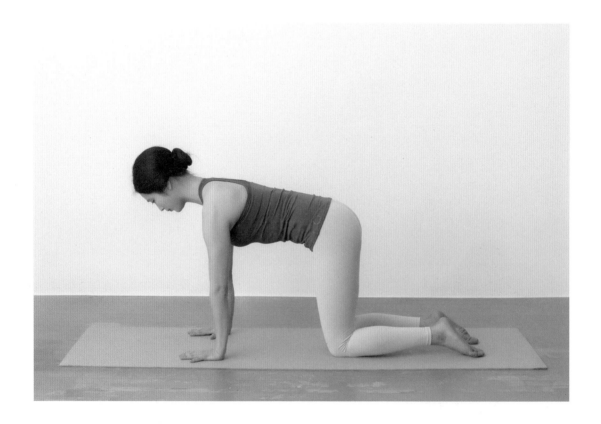

기본

손과 무릎은 바닥에 대고 어깨 아래에 손목이 오도록 한다. 다리는 골반 너비로 벌리고 무릎과 바닥은 직각을 유지한다. 시선은 바닥을 보고 편안한 호흡을 한다.
—
TIP. 손목과 어깨에 무게 중심이 쏠리지 않도록 유의하고 아랫배를 허리 쪽으로 끌어당겨 단단하게 유지한다.

동작 1

마시는 숨에 오른쪽 무릎을 이마 가
까이 당겨오며 등을 둥글게 만다. 이
때 아랫배를 허리 쪽으로 당겨 복부
를 강하게 끌어올려야 하며 오른쪽
발끝이 바닥에 닿지 않도록 주의한
다. 호흡과 함께 5~10초 자세를 유
지한다.

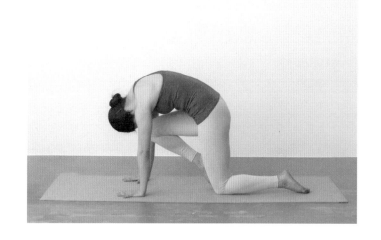

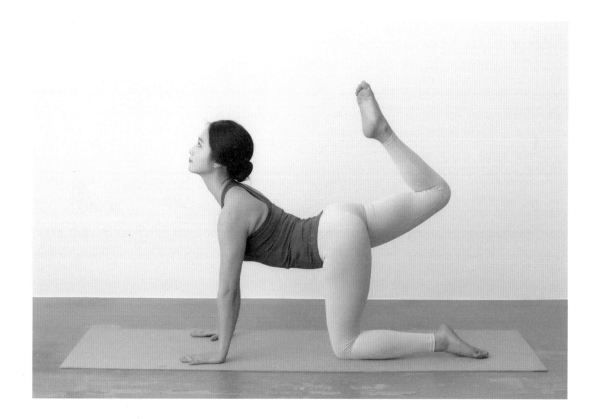

동작 2

내쉬는 숨에 앞으로 끌어당긴 무릎을 뒤로 보낸다. 동시에 허리를 뒤로 젖혀 오목하게 만들고 뒤로
보낸 오른쪽 발끝을 위로 끌어올려 뒤로 젖힌 머리와 최대한 가깝게 만든다. 호흡과 함께 5~10초 자
세를 유지한다. 전체 동작을 2회 반복한다. 반대쪽 다리도 동일한 동작을 진행한다.

—

TIP. 허리를 오목하게 만들 때 과도하게 꺾이지 않도록 아랫배에 단단히 힘을 준 상태에서 진행한다.

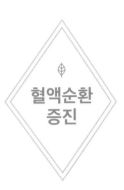

어깨 서기자세

상·하체를 거꾸로 세우는 자세이기 때문에 위가 아래로 늘어지는 것을 예방하고 장 기
능을 도와 신진대사를 활발하게 만든다. 신장, 방광, 항문 등에 뭉친 울혈을 제거하고
심장의 혈액순환을 돕는다.

기본

양발과 다리를 붙이고 곧게
뻗어 바르게 눕는다. 어깨의
긴장을 풀고 턱을 당겨 뒷목
을 늘리며 바닥에 내린다.
—
TIP. 등이 굽거나 턱이 들리는 경우
에는 등 아래 담요나 방석을 깐다.

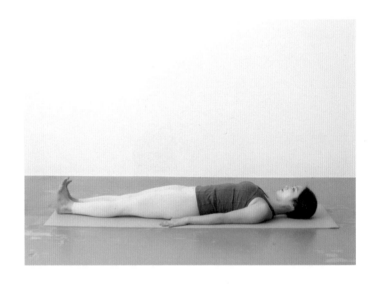

동작 1

마시는 숨에 다리를 천장을
향해 곧게 뻗어 바닥과 수직
을 이룰 때까지 들어 올린다.

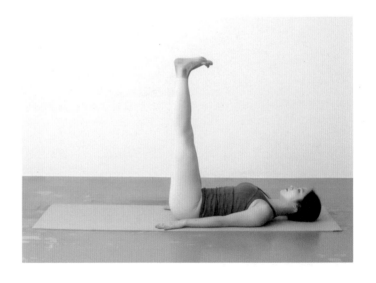

동작 2

마시는 숨에 다리를 수직으로 들어
올리고 내쉬는 숨에 양팔로 바닥을
밀면서 엉덩이와 허리를 들어 올려
머리 뒤로 보낸다. 이때 다리의 힘이
아니라 반드시 허리와 복부의 근력
을 사용한다.

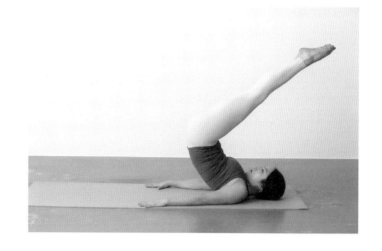

동작 3

손으로 허리 뒤를 받쳐 몸을 지지하고, 머리 뒤
로 넘겼던 다리를 천천히 천장으로 들어 올린
다. 어깨와 팔꿈치로 바닥을 누르듯 받쳐 어깨
부터 발끝까지 일직선이 될 때까지 높게 뻗는
다. 어깨와 목에 너무 무게를 싣지 않고 천장
쪽으로 몸을 들어 올리면서 20~30초간 자세를
유지한다.

—

TIP. 동작을 마치고 다리를 바닥으로 내릴 때에는 먼저
손으로 허리를 받치고 무릎을 구부려 허리에 무리가 가
지 않도록 천천히 내린다.

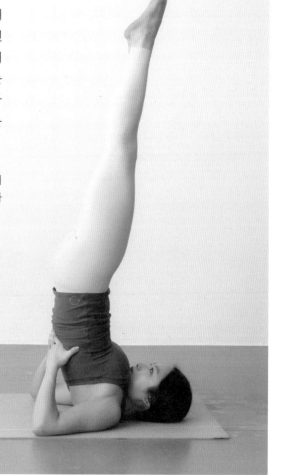

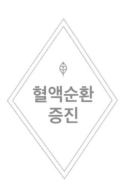
누워서 모관운동

팔과 다리를 흔들어 손끝, 발끝까지의 혈액순환을 도와주는 동작이다. 배꼽 아래에 에
너지를 모아주고 이를 통해 몸 전체에 활력을 불어넣는다.

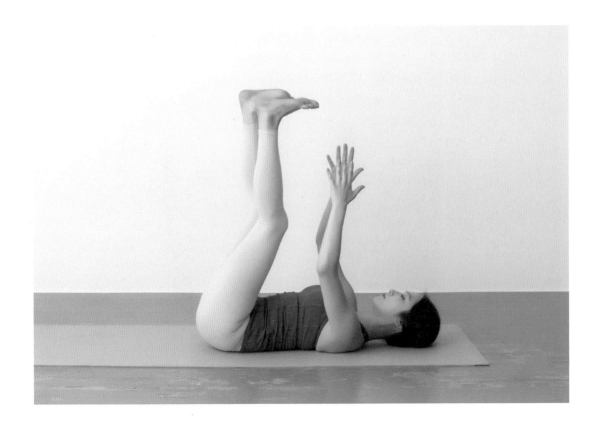

기본

매트에 등을 대고 바르게 눕는다. 양팔과 다리는 바닥과 수직이 되도록 천장을 향해 들어올린다.
무릎과 팔꿈치는 살짝 구부린 편안한 상태를 유지한다. 어깨의 긴장을 풀고 턱을 당겨 뒷목을 늘
리며 바닥에 내린다.

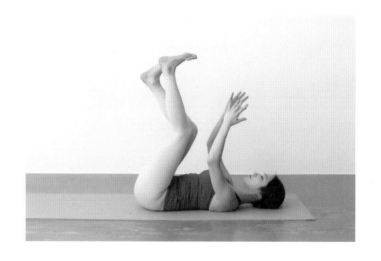

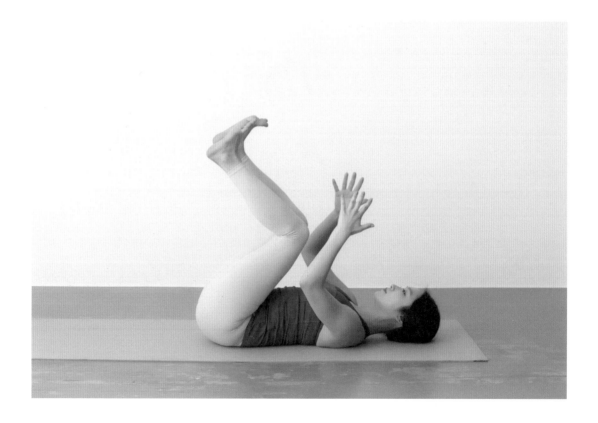

동작 1

호흡을 편안히 유지하며 양팔은 앞뒤로, 다리는 위아래로 미세하고 빠르게 흔든다. 온몸이 잘게
흔들릴 정도로 20초 정도 흔든 뒤 동시에 양팔과 다리의 힘을 빼고 털썩 떨어뜨린다.

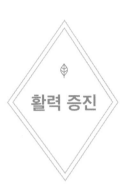

활력 증진

무릎 꿇어 상체 기울기

옆구리와 겨드랑이에 위치한 림프 및 림프절을 자극하는 동작이다. 노폐물 배출은 물론 건강한 세포재생에 도움을 준다.

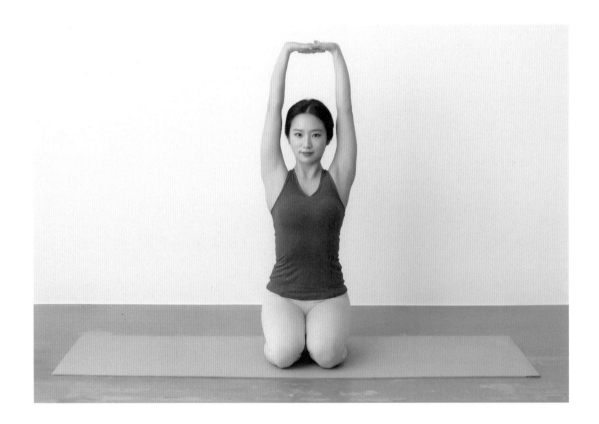

기본

무릎을 꿇고 허리를 곧게 세워 바르게 앉는다. 마시는 숨에 깍지 낀 손을 가슴 높이까지 들어 올리고 내쉬는 숨에 손바닥을 뒤집어 머리 위로 밀어올린다.

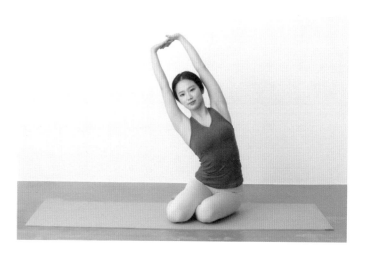

동작 1

마시는 숨에 엉덩이를 들어 올려 왼
쪽 바닥으로 천천히 끌어내려 앉는
다. 골반과 가슴, 어깨는 정면을 향
한 상태를 유지하고 시선도 정면을
바라본다. 이때 허벅지와 무릎이 벌
어지지 않도록 주의한다.

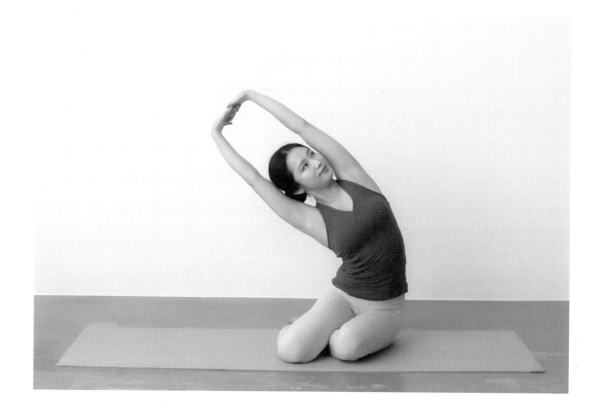

동작 2

내쉬는 숨에 상체를 천천히 오른쪽으로 기울인다. 왼쪽 골반을 바닥으로 누르고 왼쪽 허리와 갈비
뼈가 늘어나는 것을 느끼며 팔과 손목, 손바닥까지 최대한 늘린다. 시선이 천장을 향하도록 고개를
들어 올리고 15~20초간 자세를 유지한다. 반대쪽 방향도 동일한 동작을 진행한다.
—
TIP. 상체를 기울이는 과정에서 골반이 바닥에서 뜨지 않도록 주의한다.

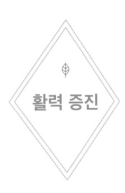
앉아서 다리 벌리기

허벅지 안쪽을 자극하는 동작이다. 장 건강에 도움을 주고 간에도 자극을 줘 피로 해소와 활력 증진에도 도움이 된다.

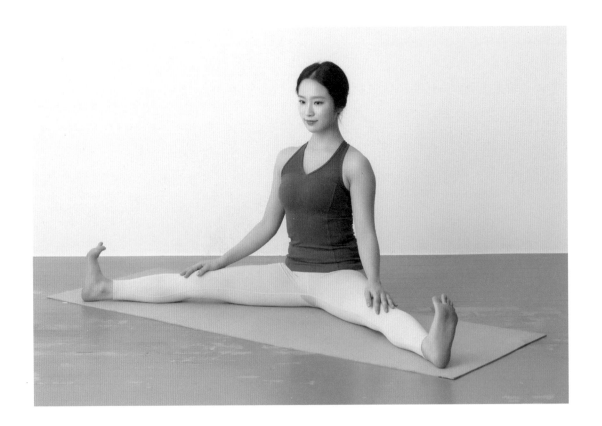

기본

다리 사이가 90도를 이루도록 넓게 벌리고 바르게 앉는다. 발끝이 천장을 향하도록 세우고 양손은 무릎 위에 편안히 내려놓는다.

—

TIP. 엉덩이가 바닥에서 뜨지 않도록 누르듯 균형을 잡는다. 허리를 곧게 세우기 힘든 경우에는 다리의 각도를 좁혀 조절한다.

내쉬는 숨에 천천히 상체를 앞으로 기울이며 양손으로 발목을 잡는다. 엉덩이가 바닥에서 뜨지 않도록 주의하고 발끝이 천장을 향한 상태를 유지한다. 15~20초 동안 자세를 유지한다.
—
TIP. 발목을 잡기 힘들다면 정강이를 잡는 것으로 조절한다. 무리해서 상체를 내리지 않는다.

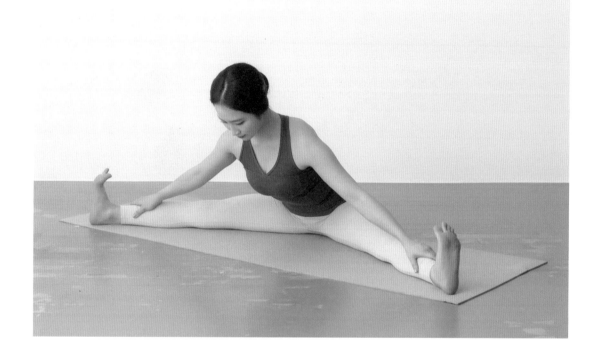

UPGRADE

내쉬는 숨에 상체를 더 깊게 바닥으로 내려 가슴과 턱, 또는 이마가 바닥에 닿을 때까지 상체를 기울인다. 골반이 바닥에서 뜨지 않도록 더욱 바닥으로 끌어내리고 허벅지 안쪽과 바깥쪽에 동일한 자극을 느끼며 자세에 집중한다.

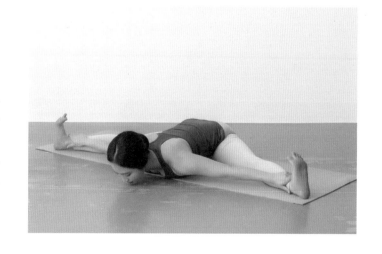

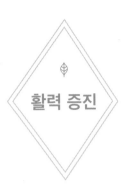

전사자세

다리와 등의 근력을 훈련하는 데 효과적이다. 집중력과 균형 감각을 길러주는 동작이며 몸 전체에 활력을 일으킨다.

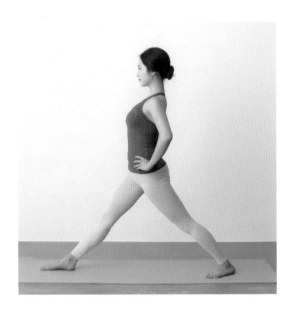

기본

오른발은 앞으로, 왼다리는 뒤로 보내 어깨 너비의 두 배 가량(1m) 벌리고 선다. 왼발은 뒤꿈치를 축으로 약 45도 바깥으로 튼 상태로 골반은 정면을 향한다. 몸이 흔들리지 않도록 단단하게 균형을 잡고 호흡을 가다듬는다.

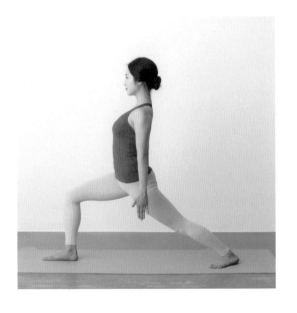

동작 1

내쉬는 숨에 오른쪽 무릎을 앞으로 굽힌다. 뒤로 보낸 왼발로 바닥을 힘껏 누르고 양팔은 단단히 힘을 줘 손끝이 바닥을 향하도록 한다.

마시는 숨에 양손을 합장해 머리 위로 보
낸다. 가슴을 최대한 앞으로 내밀고 시선
은 손끝을 바라보며 10~15초 동안 자세를
유지한다. 반대 방향으로도 동일한 동작
을 진행한다.

—

TIP. 목이 불편하다면 시선이 손끝을 따라가지 않
고 정면을 바라보는 것으로 대체한다.

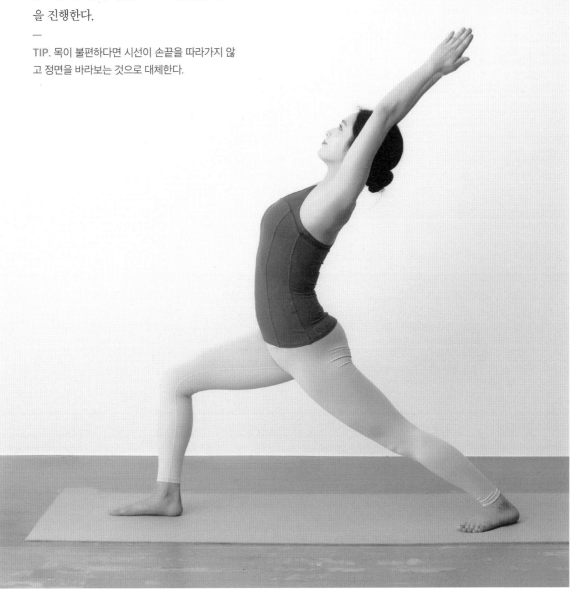

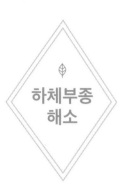

벽에 다리 기대 넓게 벌리기

긴장된 다리 근육을 풀어주고 혈액순환을 돕는 동작이다. 하지정맥이나 하체부종을 해결하는 데 효과적이다.

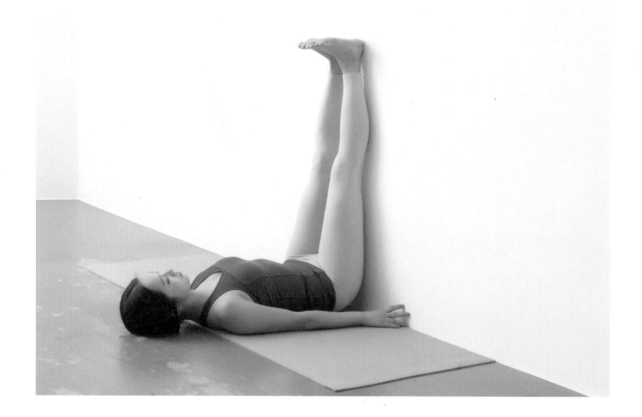

기본

벽에 엉덩이를 최대한 붙이고 두 다리를 벽에 기대 바르게 눕는다. 양발은 골반 너비로 벌려 곧게 뻗는다.

—

TIP. 다리가 심하게 당기는 경우 엉덩이나 허리 아래 방석이나 수건을 깐다.

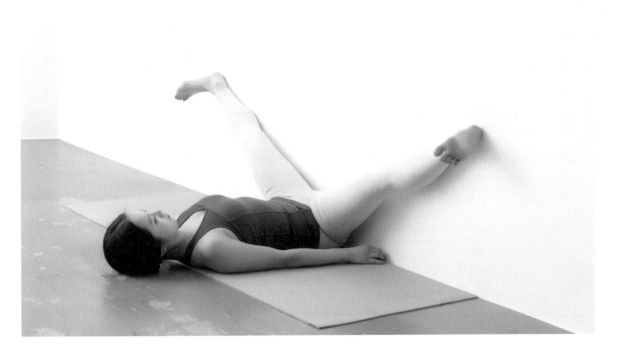

내쉬는 숨에 뻗었던 다리를 바닥 쪽으로 천천히 원을 그리듯 내려놓는다. 중력을 활용해 충분히 다리를 내려놓은 상태에서 호흡과 함께 15~20초 동안 자세를 유지한다. 마시는 숨에 다리를 제자리로 들어 올린다. 전체 동작을 2~3회 반복한다.

—

TIP. 하체부종이 심하다면 발끝을 최대한 몸 쪽으로 당겨 다리 안쪽 근육이 충분히 늘어나도록 한다.

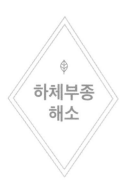

하체부종
해소

위를 향한 강아지자세

가슴과 척추를 펴주는 동작이다. 다리와 발끝까지 혈액 공급이 원활하게 이루어지도록 돕는다.

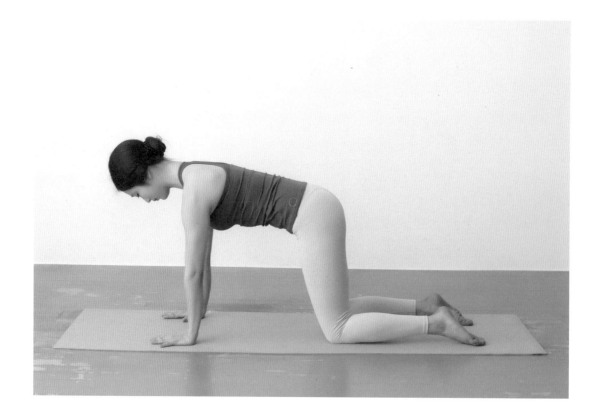

기본

손과 무릎은 바닥에 대고 어깨 아래에 손목이 오도록 한다. 다리는 골반 너비로 벌리고 무릎과 바닥은 직각을 유지한다. 시선은 바닥을 보고 편안한 호흡을 한다.

—

TIP. 손목과 어깨에 무게 중심이 쏠리지 않도록 유의하고 아랫배를 허리 쪽으로 끌어당겨 단단하게 유지한다.

동작 1

내쉬는 숨에 골반과 허벅지를 앞쪽
으로 보내면서 허벅지 - 무릎 - 정강
이 - 발목 순으로 끌어내린다. 가슴
을 앞으로 내밀고 어깨와 귀는 최대
한 멀리 떨어진 상태를 유지한다.

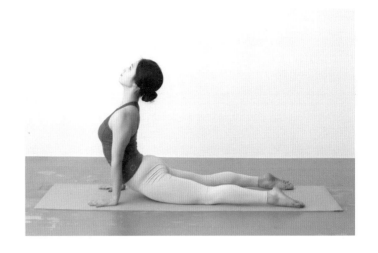

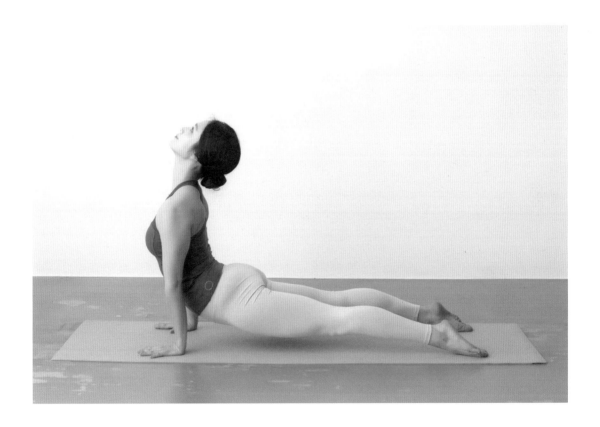

동작 2

마시는 숨에 발등으로 바닥을 단단히 누르며 허벅지와 무릎이 바닥에서 떨어질 수 있도록 들어 올
린다. 시선이 천장을 향한 상태에서 10~15초 동안 자세를 유지한다. 내쉬는 숨에 허벅지와 무릎을
바닥으로 내리고 무릎을 끓어 엉덩이를 뒤꿈치 사이에 올려놓으며 동작을 마무리한다.

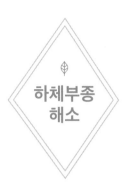
다리 벌린 메뚜기자세

허리와 등 근육을 강화하는 동작이다. 배꼽 아래 기운을 발끝까지 보내줌으로써 다리 전체의 활력을 길러준다.

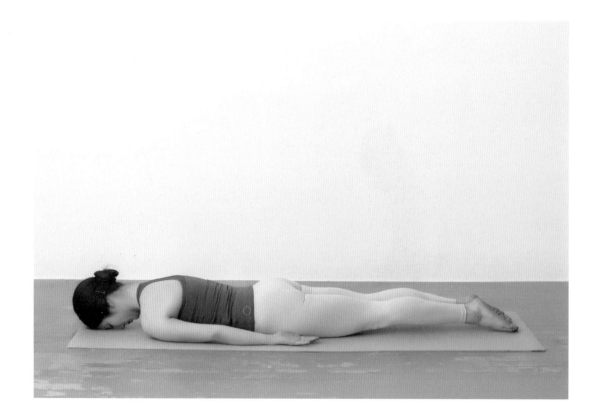

기본

이마를 바닥에 대고 엎드린다. 양팔은 몸통 옆에 두고 손바닥이 천장을 향하도록 편안히 내려놓는다. 양발은 가지런히 모으고 발등을 바닥에 내려놓는다. 편안히 호흡을 가다듬는다.

동작 1

마시는 숨에 오른 다리를 천천히 들
어 올린다. 이때 누군가 발끝을 잡아
당긴다는 느낌으로 다리를 곧게 편
다. 왼쪽 골반이 바닥에서 뜨지 않도
록 주의하며 호흡과 함께 10~15초간
자세를 유지한다. 반대 방향으로도
동일한 동작을 진행한다.

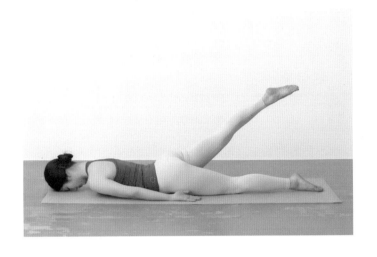

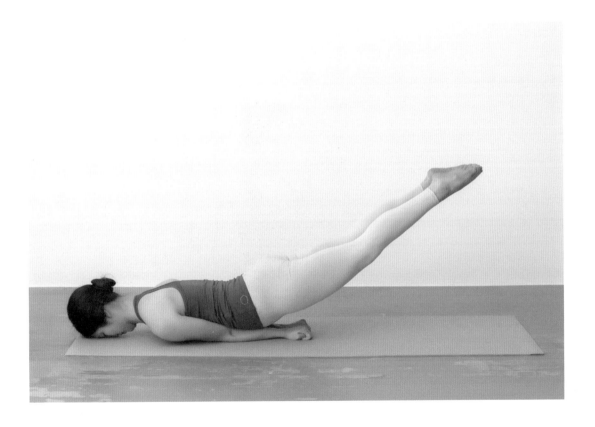

동작 2

엄지손가락을 안으로 말아 주먹을 쥔 상태에서 손과 팔을 아랫배 밑으로 깊숙이 집어넣는다. 마시
는 숨에 손목과 팔뚝으로 바닥을 누르면서 두 다리를 동시에 위로 들어 올린다. 이때 어깨와 귀 사
이의 간격이 좁아지지 않도록 주의하며 등 근육을 강하게 조인다. 호흡과 함께 15~20초간 자세를
유지한다.

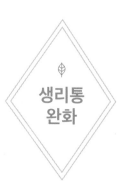

두 다리 엇갈려 놓은 골반 균형자세

골반의 균형을 잡아준다. 고관절의 불균형으로 인한 골반 통증을 해소하며 이를 통해
허리 통증을 해결하는 데에도 도움이 된다.

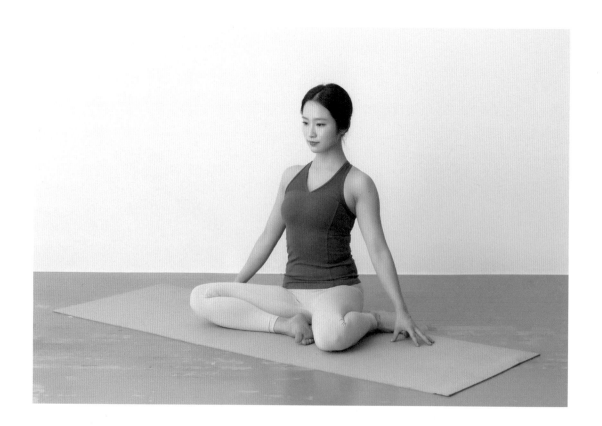

기본

오른 다리는 접어 뒤꿈치가 골반 중앙에 오도록 하고, 왼 다리는 바깥으로 접어 놓는다. 두 무릎을
같은 선상에 두고 두 허벅지 사이의 각도는 90도를 유지한다. 양손은 편안히 골반 옆에 놓는다.

—

TIP. 왼쪽 골반이 바닥에서 많이 뜬다면 오른쪽 골반 아래 방석이나 수건을 놓고 앉는다.

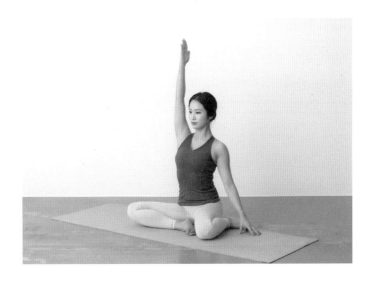

동작 1

마시는 숨에 오른 팔이 귀 옆에 올
때까지 천천히 들어 올린다. 이때 양
쪽 골반 모두 바닥에서 뜨지 않도록
단단하게 고정하고 허리는 곧게 편
상태를 유지한다.

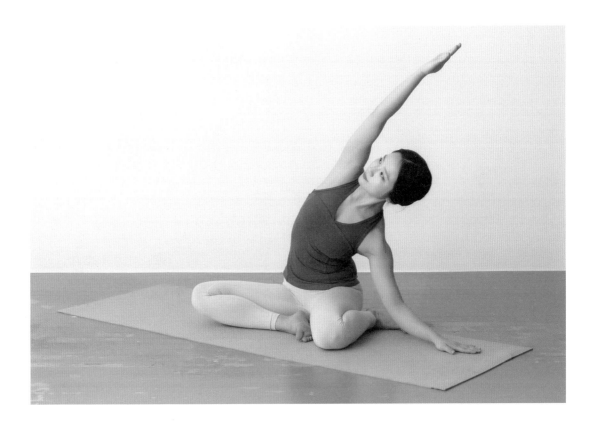

동작 2

내쉬는 숨에 왼쪽 팔꿈치를 바닥으로 끌어내리며 팔꿈치가 내려간 만큼 상체를 왼쪽으로 기울여 최
대한 늘린다. 15~20초 동안 자세를 유지한 뒤 마시는 숨에 천천히 상체를 일으켜 세우고 위로 뻗었
던 오른 팔도 내린다. 반대쪽도 동일한 동작을 진행한다.

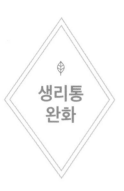
땅콩볼을 이용한 천골 마사지

골반 뒤 꼬리뼈 주변 근육의 긴장감을 풀어주고 혈액순환을 도와주는 동작이다. 골반의 불균형을 바로잡고 이로 인해 생리통을 완화시키는 효과가 있다.

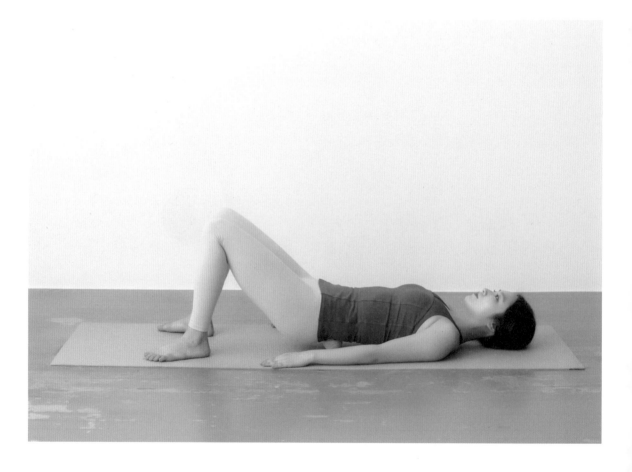

기본

땅콩볼을 골반 뒤 천골 아래(꼬리뼈 위쪽)에 놓은 상태에서 양발을 골반 너비로 벌려 무릎을 세우고 바르게 눕는다. 양팔은 편안히 몸통 옆에 내려놓고 어깨의 긴장을 풀고 턱을 당겨 뒷목을 늘리며 바닥에 내린다.

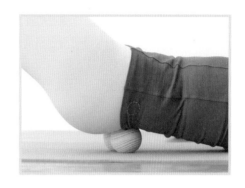

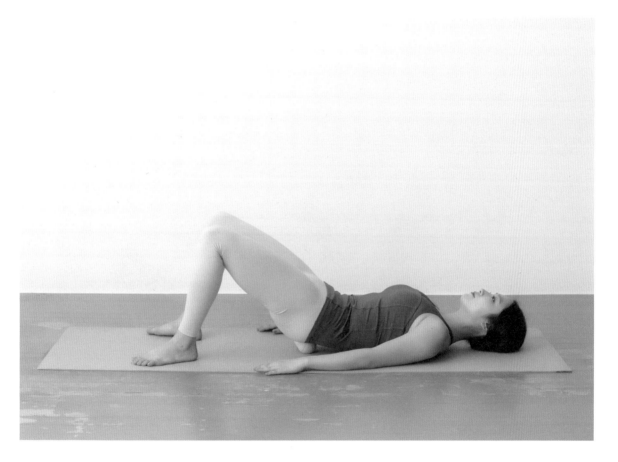

동작1

내쉬는 숨에 골반을 위아래로 움직인다. 천골 마디마디의 신경에 집중하며 땅콩볼로 마사지하듯 지그시 천골을 눌러 자극한다. 꼬리뼈를 말고 천골의 좌우를 땅콩볼로 누르면서 묵직한 자극에 집중한다. 10~15초 동안 동작을 진행한다.

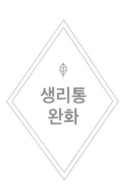
고관절 돌리기

긴장해 뻣뻣해진 고관절 주변 근육과 관절을 유연하게 만드는 동작이다. 골반과 고관
절의 균형을 바로잡는다.

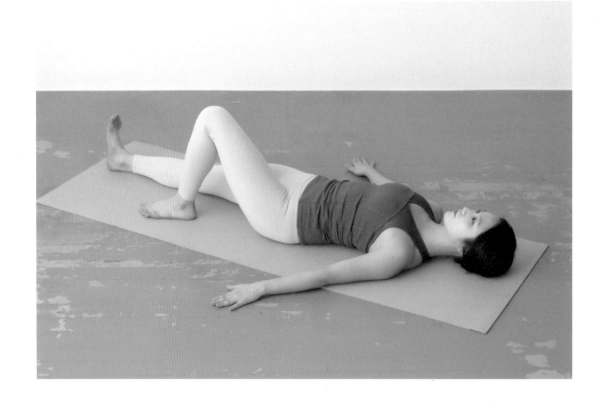

기본

양발을 골반 너비로 벌린 뒤 왼쪽 무릎을 세워 바르게 눕는다. 양팔은 편안히 몸통 옆에 내려놓고
어깨의 긴장을 풀고 턱을 당겨 뒷목을 늘리며 바닥에 내린다.

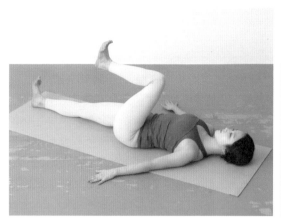
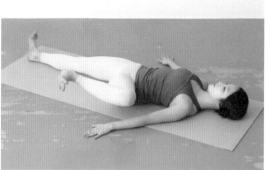

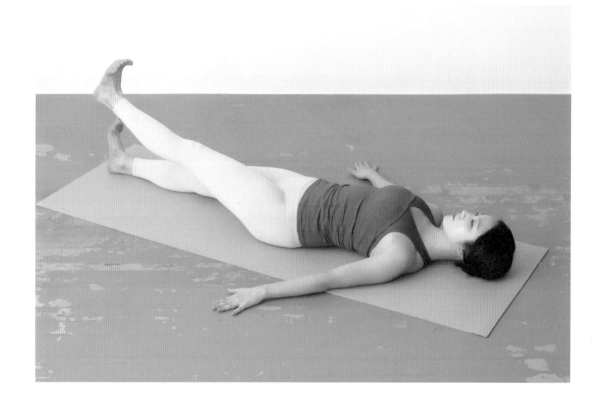

동작 1

마시는 숨에 세워 둔 왼쪽 무릎을 가슴으로 끌어당긴다. 내쉬는 숨에 고관절을 시계 방향으로 4회 회전한다. 시계 반대 방향으로 4회 회전 후 무릎을 펴고 바르게 눕는다. 반대쪽도 동일한 동작을 진행한다.

—

TIP. 고관절을 회전할 때 반대쪽 골반이 함께 흔들리지 않도록 단단하게 고정시킨다.

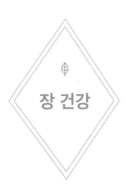

장 건강

엎드린 활자세

척추 전체의 유연성을 기르고 복부를 압박해줌으로써 장 기능과 소화력을 높여준다.
가슴을 활짝 열어 심장과 폐 기능도 도와준다.

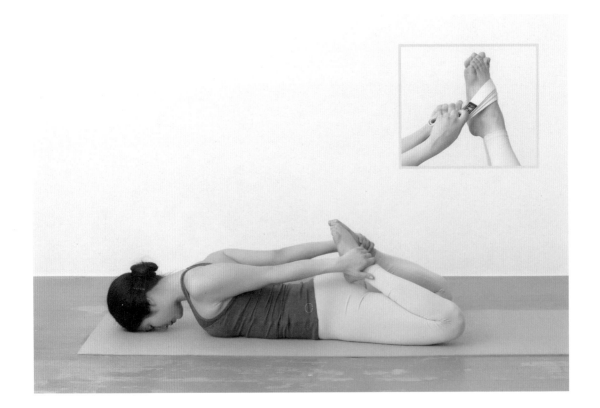

기본

양발을 골반 너비로 벌리고 이마를 바닥에 대고 엎드린다. 두 다리를 접어 엄지 발끝이 맞닿고 뒤
꿈치가 엉덩이에 닿을 정도로 구부린다. 양팔을 등 뒤로 보내 발등이나 발목을 잡는다.

—

TIP. 발을 잡기 힘들다면 스트랩을 발에 감아 잡는다.

마시는 숨에 굽힌 다리를 위로 들어
올린다. 이후 다리의 힘으로 딸려가
듯 상체를 위로 들어 올린다. 이때
어깨와 귀의 거리가 가까워지지 않
도록 어깨에 힘을 뺀 상태를 유지한
다. 5~10초 동안 자세를 유지한다.

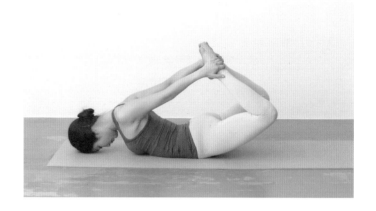

마시는 숨에 무릎과 상체를 최대한 위로 뻗어 올리고 시선은 천장을 향한다. 균형이 흔들리
지 않도록 복부를 바닥에 누르듯 힘을 줘 자세를 안정적으로 유지한다. 호흡과 함께 15~20
초 자세를 유지한 뒤 손과 다리를 제자리에 놓고 편안히 휴식한다.

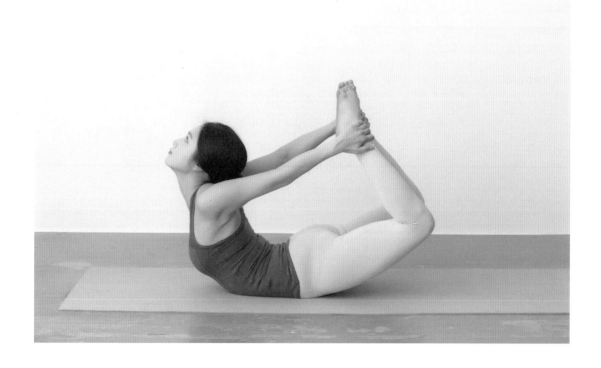

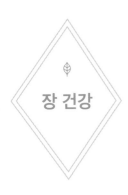

다리 모아 크게 원 돌리기

허리와 복부의 근력을 강화한다. 장의 움직임을 활발하게 해주고 배에 찬 가스를 빼주는 데 도움 된다.

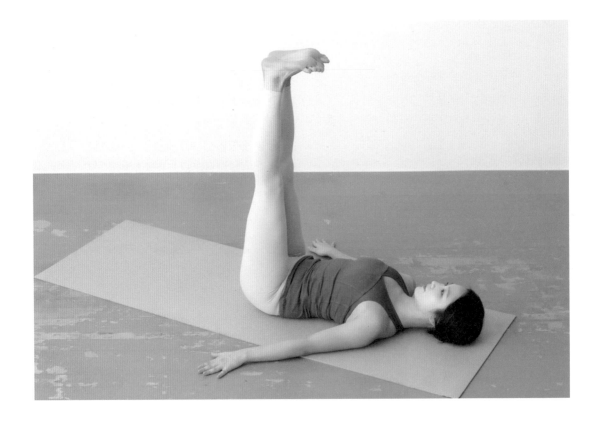

기본

다리가 바닥과 수직을 이루도록 들어 올린 상태로 바르게 눕는다. 양팔은 45도 각도로 벌려 손바닥이 바닥에 닿도록 편안히 내려놓는다. 어깨의 긴장을 풀고 턱을 당겨 뒷목을 늘리며 바닥에 내린다.

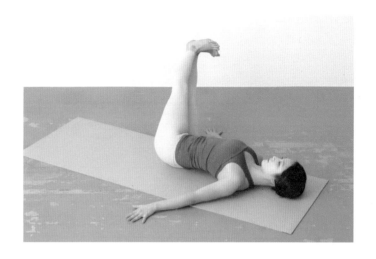

동작 1

내쉬는 숨에 두 다리를 천천히 시계 방향으로 회전한다. 바닥을 훑을 정도로 낮게 내렸다가 마시는 숨에 다시 위로 들어 올린다. 동작을 3회 반복한 뒤 시계 반대 방향으로 동일한 동작을 반복한다.

—

TIP. 다리를 회전시킬 때 상체가 함께 내려가지 않도록 어깨와 등을 바닥에 단단히 고정한다.

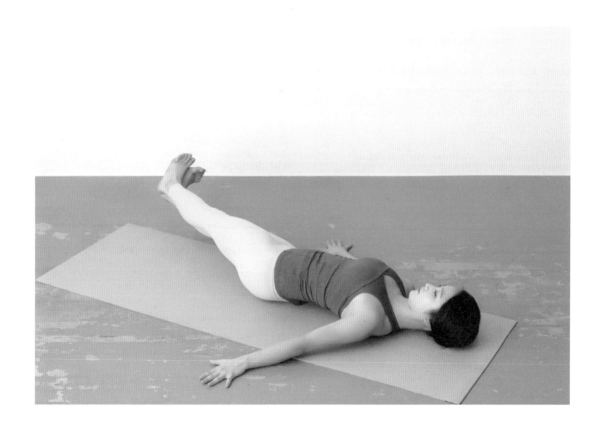

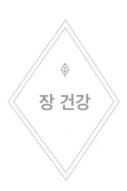
맷돌 돌리기자세

상체 전체를 강하게 회전시켜 장의 위치를 바로잡는 동작이다. 장의 기능이 원활하고 활발하게 이루어질 수 있도록 도와준다.

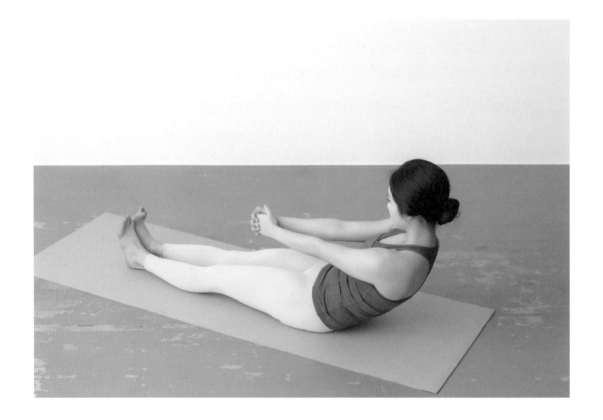

기본

양발을 가지런히 모으고 바르게 앉는다. 골반의 균형을 유지하며 허리를 곧게 세운 뒤 양팔을 앞으로 곧게 뻗어 깍지를 낀다. 발끝은 몸 쪽으로 당겨 바닥을 단단하게 누른다. 마시는 숨에 상체를 가능한 만큼 뒤로 보낸다.

—

TIP. 골반이 불안정하다면 다리를 골반 너비로 벌려 앉는다.

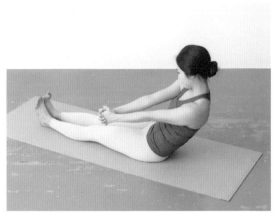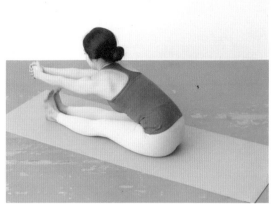

내쉬는 숨에 마치 맷돌을 돌리듯 원을 그리며 몸 전체를 시계 방향으로 회전한다. 이때 깍지 낀 양 팔이 구부러지지 않도록 유지한다. 총 4회 회전한 뒤 반대 방향으로도 동일한 동작을 반복한다.

—

TIP. 회전할 때에는 엉덩이가 축이라고 생각하며 단단히 고정한 상태를 유지한다. 상체가 앞으로 나갈 때에는 깍지 손이 발끝을 지나칠 정도로 힘껏 내민다.

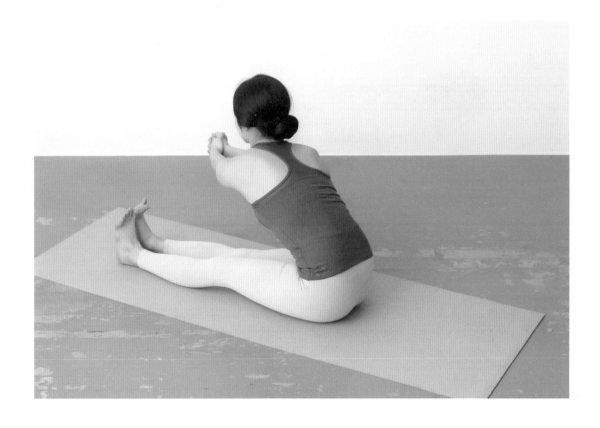

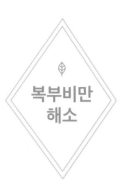

돌고래자세

하복부와 허리 근력을 강화하는 동작이다. 다리의 근력은 물론 몸 전체의 근력과 지구
력 향상에 도움이 된다.

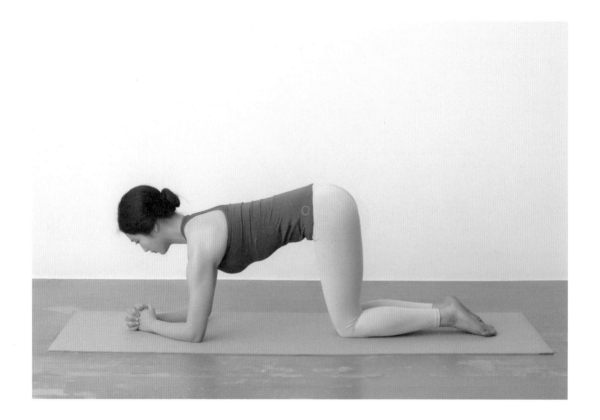

기본

무릎을 꿇고 팔꿈치를 어깨 너비로 벌려 바닥에 놓는다. 팔꿈치와 어깨는 바닥과 직각을 이루도록
하고 양손은 깍지를 낀다. 어깨와 귀가 최대한 멀어지도록 어깨의 힘을 빼고 수평을 유지한다.

마시는 숨에 어깨를 뒤로 빼며 아래
로 내린다. 내쉬는 숨에 발가락으로
바닥을 밀면서 다리를 곧게 펴 엉덩
이를 위로 들어 올린다. 이때 무게중
심이 팔꿈치와 손목으로 옮겨가는
것을 느끼며 엉덩이를 최대한 위로
끌어 올린다. 발바닥을 바닥에 밀착
하고 시선은 발끝을 바라본다. 호흡
과 함께 10~15초 자세를 유지한다.

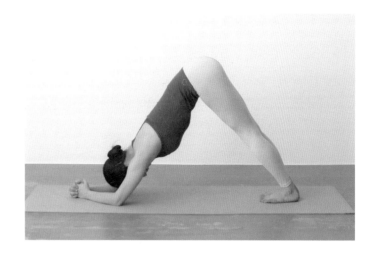

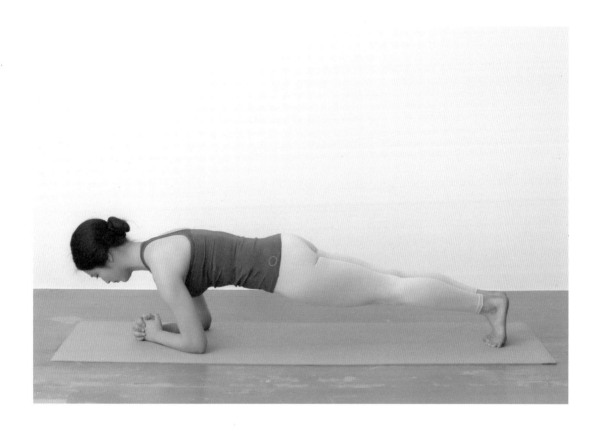

동작 2

마시는 숨에 상체를 앞으로 밀면서 깍지 낀 손 위에 어깨가 올 수 있도록 무게중심을 앞으로 옮긴
다. 내쉬는 숨에 몸을 뒤로 보내 동작1 의 자세를 다시 취한다. 마시는 숨에 무게중심을 앞으로 보
냈다 내쉬는 숨에 다시 뒤로 당기는 동작을 2~3회 반복한다.

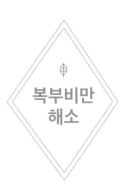

발끝 든 복부 강화자세

배꼽 아래의 기운을 강화하고 위장병이나 변비 등 각종 내장질환을 해결하는 데 도움을 주는 자세다. 복부의 근육을 단련하는 데에도 효과적이다.

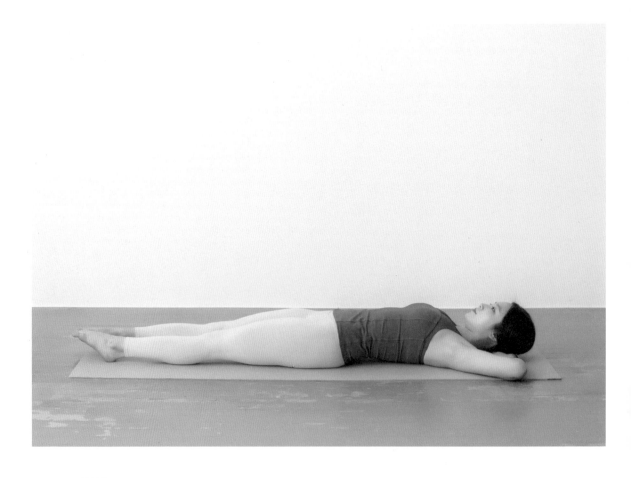

기본

다리를 곧게 펴고 바르게 눕는다. 양손은 깍지를 껴 머리 뒤에 받치고 양 팔꿈치는 양옆으로 펼쳐 바닥을 단단히 누른다. 발끝을 앞으로 힘껏 밀어내 엄지발가락이 서로 맞닿은 상태를 유지한다. 어깨의 긴장을 풀고 턱을 당겨 뒷목을 늘리며 바닥에 내린다.

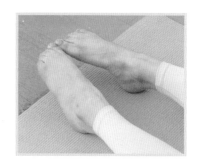

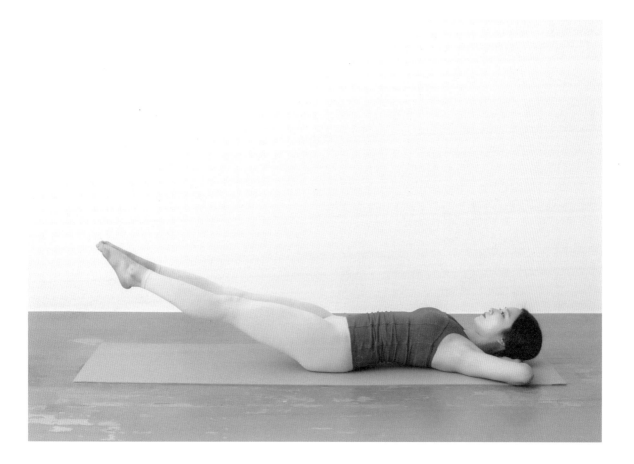

동작 1

마시는 숨에 다리를 가지런히 모은 상태로 약 15도 정도 바닥에서 들어 올린다. 내쉬는 숨에 발이
바닥에 닿을 듯 말 듯 내린다. 빠른 호흡과 함께 동작을 50회 진행한다.

—

TIP. 동작을 진행할 때 허리가 바닥에서 뜨지 않도록 아랫배를 허리 쪽으로 끌어당긴다. 동작을 진행하며 전체 횟수를
늘려간다.

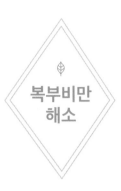

누워서 상체 들고 자전거 타기

복부 근육과 허리 근육을 강화하는 동작이다. 다리 근육과 관절을 단련하는 데에도 효과적이다.

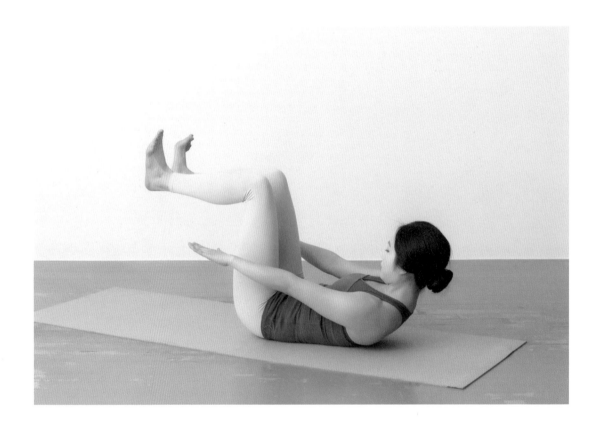

기본

바닥에 등을 대고 누운 다음 무릎이 바닥과 수직이 되도록 들어 올린다. 상체 역시 바닥에서 30cm 정도 들어 올린다. 이때 천골과 허리가 바닥에서 뜨지 않도록 바닥으로 단단히 끌어당긴다. 어깨의 긴장은 풀고 턱을 당겨 배꼽을 바라본다.

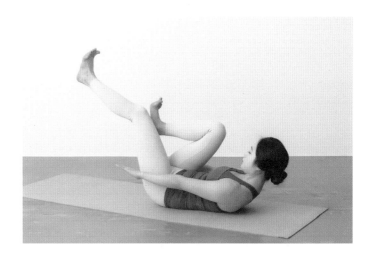

동작 1

발끝을 몸통 쪽으로 당긴 상태에서 발바닥 전체를 이용해 허공에서 자전거 페달을 밟듯 둥글게 앞으로 밀어낸다. 호흡에 맞춰 다리를 20~30회 회전한다.

—

TIP. 다리를 회전할 때 몸의 균형이 흔들리지 않도록 허리를 바닥에 안정적으로 눌러준다.

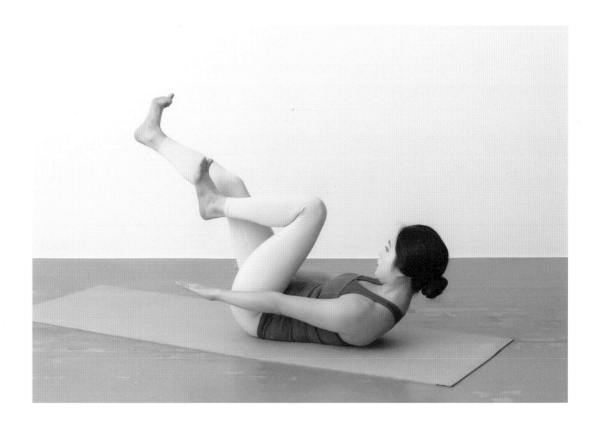

PART
04

행복하고 평온한
하루를 보냅니다

:

마음 치유요가

통증은 몸의 불균형뿐만 아니라
마음의 불균형 때문에 나타나기도 합니다.
특히 목과 어깨의 통증이나 두통과 같은 증상은
심한 스트레스나 긴장된 심리상태로
나타나는 경우가 많지요.
이를 효과적으로 해결하기 위해서는
마음치료에도 함께 관심을 기울여야 합니다.
섬세하고 조심스럽게 지금 나의 몸과 마음의 상태를
들여다보고 편안한 평화의 상태로 이끌어주면
진정으로 건강하고 행복한 새로운 삶을
맞이할 수 있을 겁니다.

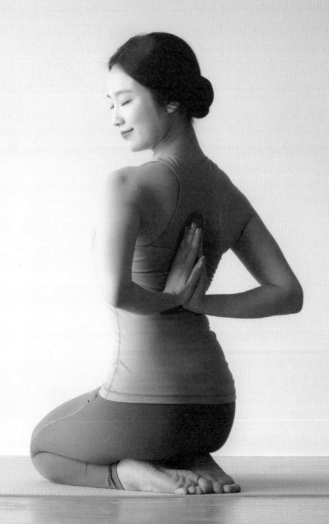

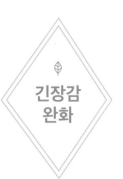

아기자세

긴장해 경직된 어깨와 등 근육을 부드럽게 풀어주는 동작이다. 엎드린 아기처럼 가슴을 바닥에 내려줌으로써 심리적 안정감을 느낄 수 있다.

기본

손과 무릎은 바닥에 대고 어깨 아래에 손목이 오도록 한다. 다리는 골반 너비로 벌리고 무릎과 바닥은 직각을 유지한다. 시선은 바닥을 보고 편안한 호흡을 한다.

—

TIP. 손목과 어깨에 무게중심이 쏠리지 않도록 유의하고 복부와 허리에 힘을 줘 단단하게 유지한다.

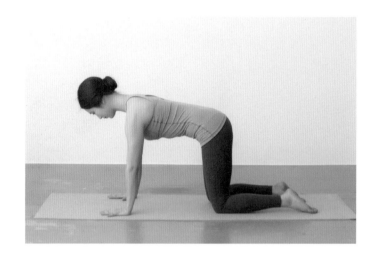

동작 1

내쉬는 숨에 엉덩이를 뒤꿈치 사이에 편안히 내려놓고 양손을 앞으로 길게 뻗으며 이마를 바닥에 내려놓는다. 깊은 호흡과 함께 10~15초간 자세를 유지한다.

—

TIP. 상체를 숙였을 때 엉덩이가 들리지 않도록 주의한다.

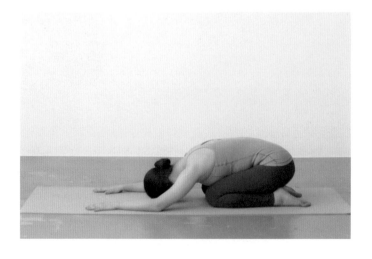

마시는 숨에 뻗었던 양손을 끌어와 손등이 바닥에 닿은 상태로 엉덩이 옆에 편안히 내려놓는다. 고개는 스스로 편안하게 느껴지는 방향으로 돌려 바닥에 기댄다. 어깨와 등의 긴장감이 풀리면서 가슴이 바닥으로 깊게 내려간다. 깊은 이완 상태를 느끼며 20~30초 동안 자세를 유지한다.
—
TIP. 등이 심하게 구부러지는 경우 가슴 밑에 방석이나 쿠션을 깔아도 좋다.

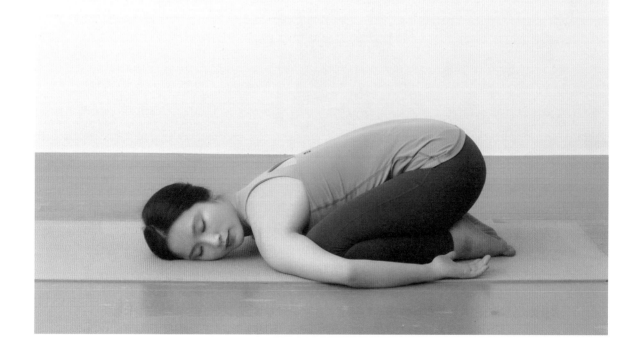

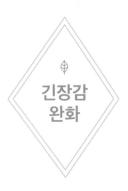

편안한 비틀기자세

장시간 한 자세로 앉거나 서서 일하고 난 뒤 느껴지는 목, 어깨, 허리의 긴장 상태를 짧은 시간 안에 해소하는 동작이다. 스트레스와 몸과 마음의 긴장을 풀어주는 데도 효과적이다.

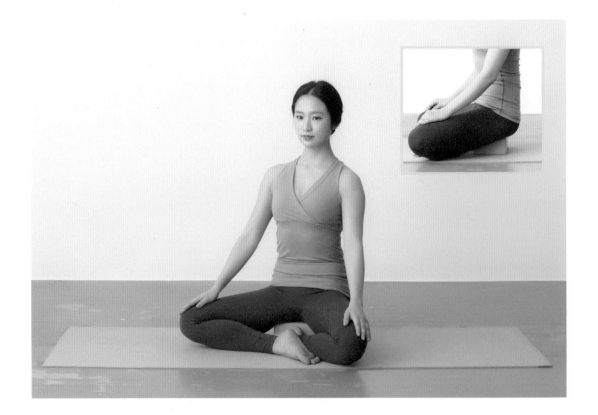

기본

가로로 놓인 블록 위에 엉덩이를 대고 바르게 앉는다. 뒤꿈치를 앞뒤로 교차해 골반 중앙에 놓는다. 양손은 무릎 위에 편안히 내려놓고 허리를 곧게 세운다. 가슴과 어깨를 펴고 턱을 살짝 당겨 뒷목을 충분히 늘린다.

왼팔을 옆으로 벌리고 내쉬는 숨에 왼쪽으로 허리 - 가슴 - 어깨 순서대로 비틀어 넘긴다. 시선을 왼쪽 손끝에 고정한 상태에서 10~15초 자세를 유지한다. 마시는 숨에 제자리에 돌아오고 반대 방향으로도 동일한 동작을 진행한다.

—

TIP. 오른손으로 오른쪽 무릎을 밀면서 상체를 비틀면 더욱 효과적이다.

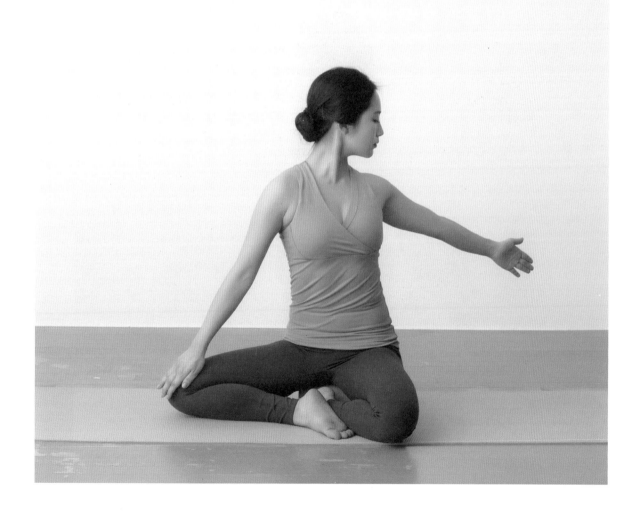

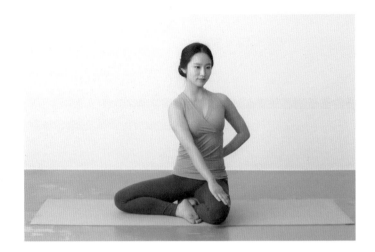

UPGRADE 1

오른손을 왼쪽 무릎에 내려놓고 왼 팔을 허리 뒤로 감는다. 가능하다면 왼쪽 손등이 오른쪽 옆구리에 닿을 정도까지 진행한다.

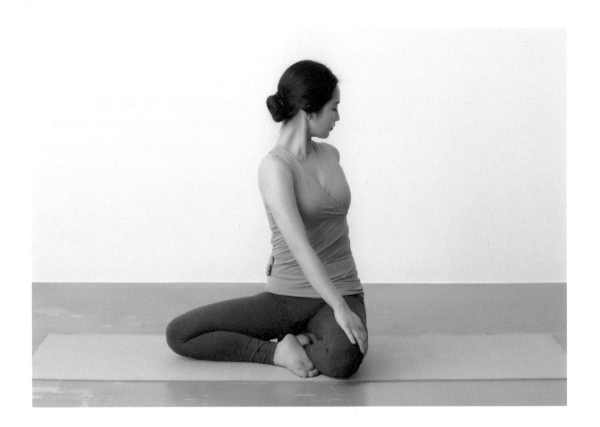

UPGRADE 2

내쉬는 숨에 허리 - 가슴 - 어깨 - 목 순서대로 왼쪽으로 비튼다. 시선은 뒤쪽 벽을 바라보며 10~15초간 자세를 유지한다. 반대 방향으로도 동일한 동작을 진행한다.

—

TIP. 마시는 숨에 배를 허리 쪽으로 끌어당겨 수축하면서 허리를 비틀면 더욱 효과적이다.

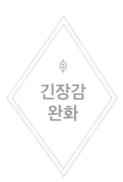

스트랩을 이용한 골반자세

골반과 고관절을 열고 닫는 동작으로 골반과 연계된 관절과 근육의 긴장감을 풀어준
다. 골반 주변의 혈액순환을 돕고 장과 자궁의 기능도 원활하게 돕는다.

기본

무릎을 굽혀 발바닥이 서로
마주본 상태로 앉는다. 스트
랩을 이용해 두 발을 감싸 쥐
고 발과 골반 사이의 거리를
조절한다. 허리는 바르게 세
운다.

—

TIP. 스트랩이 팽팽한 긴장감을 유
지하도록 손의 위치를 조절한다.

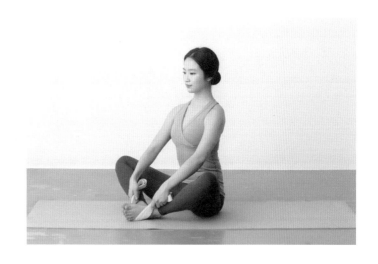

동작 1

내쉬는 숨에 골반 - 허벅지 -
무릎 순으로 천천히 바닥으
로 끌어내린다. 엉덩이가 바
닥을 지그시 누르고 팔꿈치
로 무릎을 눌러 골반을 더 깊
게 여는 감각에 집중한다. 10
초간 자세를 유지한다. 호흡
에 맞춰 전체 동작을 2~3회
반복한다.

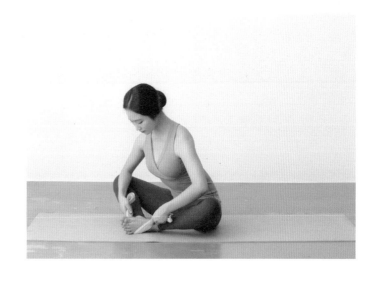

이완호흡

긴장감으로 굳어 있던 교감신경을 완화하고 부교감신경을 활성화시키는 데 효과적인 호흡법
이다. 심리적으로 편안한 상태를 되찾아주고 몸의 긴장도 풀어준다.

1 목 뒤에 방석이나 수건을 깔아 편안하게 받치고
양발을 골반 너비로 벌려 무릎을 세워 바르게 눕는다.
어깨의 긴장을 풀고 턱을 당겨 뒷목을 늘리며 바닥에 내린다.

2 내쉬는 숨에 고개를 천천히 오른쪽으로 돌려
왼쪽 목선이 천장을 바라보도록 한다.
고개를 돌린 후 양쪽 코의 호흡을 유지하며
동시에 왼쪽 코의 숨에 더 집중한다.
호흡을 2분간 반복한다.

—
TIP. 양쪽 어깨가 들리지 않도록 주의한다.

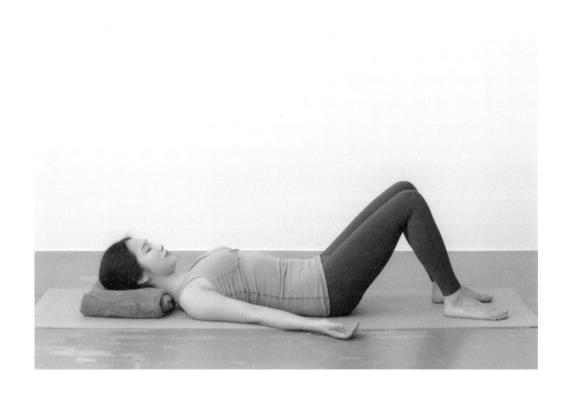

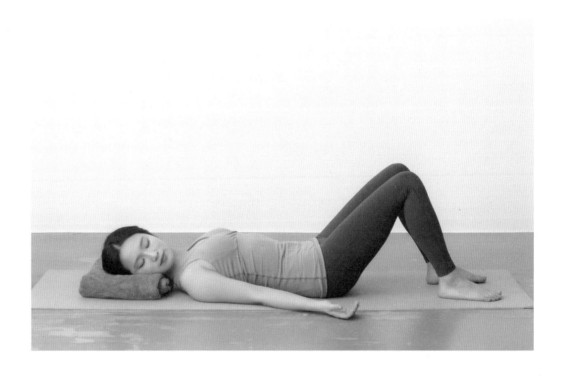

물명상

물은 5요소 중 부드럽고 편안한 느낌을 주는 요소다. 따뜻한 물에 몸을 담그고 있다는 상상과 깊은 명상만으로도 온몸으로 따뜻한 기운이 전달돼 신체 구석구석 혈관과 신경의 운동이 원활해진다. 긴장감이 줄어들어 심신이 평온해지는 것을 느낄 수 있다.

1 양발을 골반 너비로 벌리고 무릎을 세워 바르게 눕는다.
어깨의 긴장을 풀고 턱을 당겨 뒷목을 늘리면서 바닥에 내린다.

2 양손을 가슴 위에 올리고 천천히 코로 숨을 들이마시고 내쉬며
딱딱하게 긴장된 가슴을 느낀다.
따뜻한 물이 가득 찬 욕조에 몸을 담갔다고 상상하며 1분간 호흡한다.

3 마시는 숨에 가슴이 열리고
내쉬는 숨에 따뜻한 물이 심장으로 깊게 스며들어간다고 상상한다.

긴장했던 마음이 부드러워지고 편안해지는 것을 느끼며
서서히 팔을 제자리에 내려놓는다.

내쉬는 숨에 '나는 편안하다'를 3번 되뇐다.

4 호흡과 동작을 3회 반복하고 내쉬는 숨에 눈을 뜨고 동작을 마무리한다.

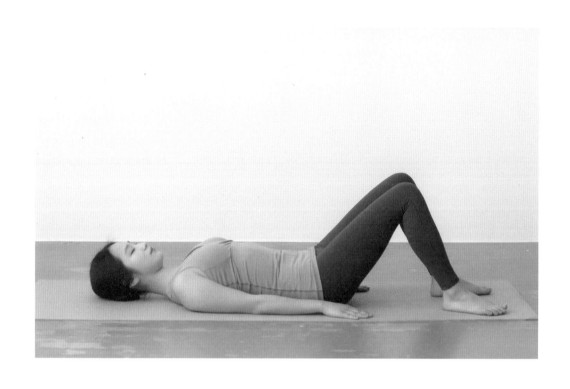

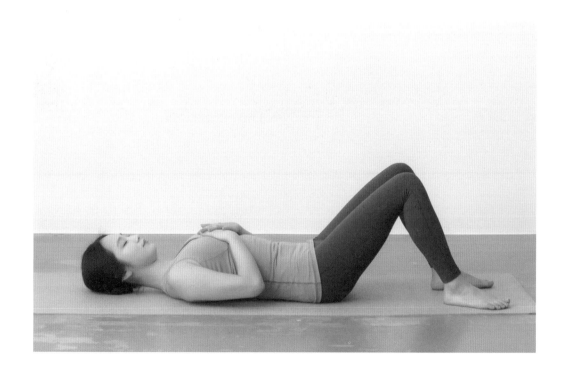

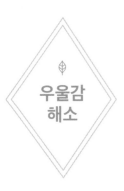

우울감
해소

엎드린 코브라자세

닫혀 있던 가슴을 활짝 열어 심리적인 우울감을 해소하는 데 도움을 주는 동작이다. 온 몸의 활력을 불어넣는 데에도 도움이 된다.

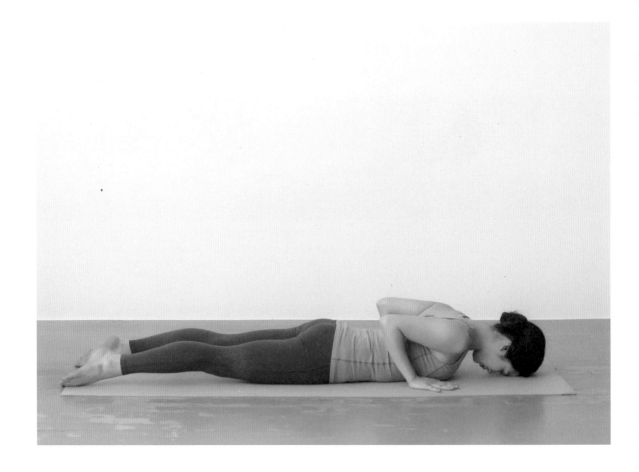

기본

양발을 골반 너비로 벌리고 이마를 대고 바닥에 엎드린다. 팔을 구부려 양손을 겨드랑이 옆에 놓는다. 어깨와 귀가 멀어질 수 있도록 어깨의 긴장을 풀고 턱을 당겨 뒷목을 길게 늘린다.

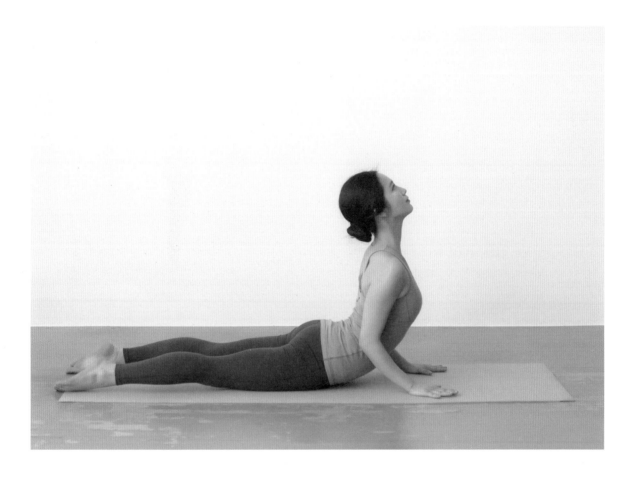

마시는 숨에 손바닥으로 바닥을 밀면서 머리 - 목 - 가슴 - 명치 순으로 천천히 들어 올린다. 치골
이 바닥에서 떨어지지 않을 정도로 상체를 들어 올리고 복부와 허리의 힘으로 자세를 유지한다.
이때 다리와 발끝에 힘을 줘 바닥을 지그시 누른다. 시선이 천장을 향한 상태에서 15~20초간 자세
를 유지한다.

—

TIP. 목이 불편하다면 정면을 바라본 상태에서 어깨와 가슴을 열어주는 데 집중한다.

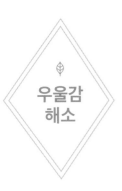

무릎 들어 올리고 뒤로 차기

하체의 근력을 길러주고 허벅지 근육을 단련하는 데 효과적인 동작이다. 빠른 움직임을 통해 가라앉았던 몸과 마음의 활력을 되찾아준다.

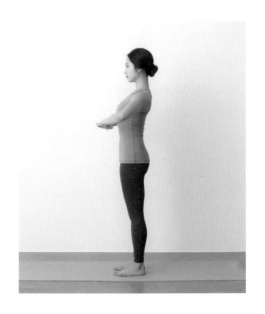

기본

양발을 골반 너비로 벌리고 바르게 선다. 손바닥이 바닥을 향한 상태로 팔꿈치를 양옆으로 펼치며 가슴 높이까지 들어 올린다.

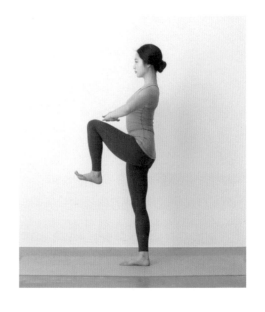

동작 1

내쉬는 숨에 왼쪽 무릎이 손바닥에 닿을 정도로 들어 올리고 마시는 숨에 바닥에 내려놓는다. 호흡에 맞춰 양쪽을 번갈아가며 반복 진행한다. 점점 호흡과 동작의 속도를 높여 빠르게 진행한다. 호흡과 함께 동작을 20회 정도 반복한 후 마무리한다.

—

TIP. 무릎을 들어 올릴 때 손바닥을 낮추거나 상체가 따라 내려가지 않도록 주의한다.

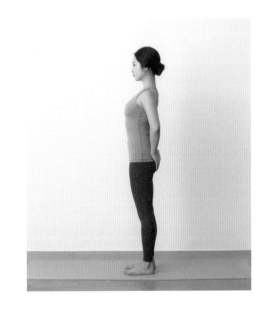

동작 2

양팔을 뒤로 보내 손등을 엉덩이에 붙인다.

동작 3

내쉬는 숨에 왼쪽 뒤꿈치가 왼쪽 손바닥에 닿을 정도로 뒤로 올려 차고 마시는 숨에 바닥에 내려놓는다. 호흡에 맞춰 양쪽을 번갈아가며 진행한다. 점점 호흡과 동작의 속도를 높여 빠르게 진행한다. 호흡과 함께 동작을 20회 정도 반복한 후 마무리한다.
—
TIP. 뒤꿈치를 들어 올릴 때 허리가 너무 젖혀지지 않도록 주의한다.

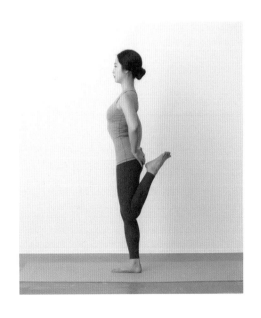

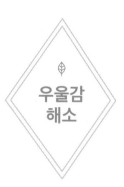

우울감
해소

나무자세

몸과 마음의 균형을 잡아주는 동작이다. 특히 간뇌를 발달시켜 자율신경의 균형을 잡아주는 데 도움이 된다.

기본

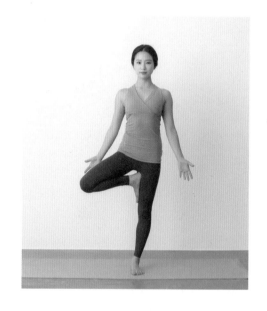

양발을 가지런히 모으고 바르게 선다. 왼발로 바닥을 강하게 누르며 오른손으로 오른쪽 발목을 잡고 왼쪽 허벅지 안쪽에 오른쪽 발바닥을 갖다 댄다. 옆에서 바라봤을 때 오른쪽 무릎과 허벅지, 골반이 일직선상에 놓일 수 있도록 골반을 깊게 열어준다. 양팔을 편안히 내려놓고 시선은 정면을 바라본다.

—

TIP. 균형 잡기가 어렵다면 발바닥을 정강이 옆에 기대어 놓아도 좋다.

동작 1

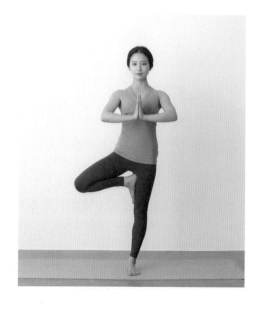

마시는 숨에 양손을 가슴 앞에서 합장한 뒤 팔꿈치와 어깨가 일직선이 되도록 펼친다. 왼발로 바닥을 지그시 눌러 몸의 중심을 잡고 호흡을 가다듬는다. 시선을 한 곳에 고정하며 의식을 집중한다.

—

TIP. 마주 닿은 발바닥과 허벅지를 서로 밀어내며 중심을 잡는다.

내쉬는 숨에 두 팔을 천천히 머리 위로 밀어 올린다. 발바닥을 마치 나무의 뿌리처럼 단단히 고정하고 다리와 몸통, 머리와 팔, 손을 곧게 펴 올린다. 호흡과 함께 15~20초간 자세를 유지한 뒤 동작을 마무리한다. 반대쪽 방향으로도 동일한 동작을 진행한다.

—

TIP. 머리 위로 끌어 올린 손바닥 사이가 벌어지지 않도록 팔 안쪽 근육을 사용해 유지한다.

교호호흡

호흡기관인 비강, 기도. 폐의 기능을 향상시키고 에너지의 원활한 순환을 돕는다. 오른쪽 코와 왼쪽 코의 균등한 호흡을 통해 교감신경과 부교감신경의 균형을 바로잡고 편안한 마음상태를 가질 수 있도록 돕는다.

1 뒤꿈치를 앞뒤로 교차해 골반 중앙에 놓고 허리를 세워 바르게 앉는다.
왼손은 무릎 위에 편안하게 올려둔다.
오른손을 들어 둘째, 셋째 손가락을 안으로 접고
엄지와 넷째, 다섯째 손가락을 편 비슈누*Vishnu* 무드라를 취한다.

2 엄지손가락으로 오른쪽 콧구멍을 막고 왼쪽 코로 숨을 들이마신다.
그 상태에서 넷째 손가락으로 왼쪽 콧구멍도 막아 잠시 숨을 멈춘다.
왼쪽 콧구멍은 막은 상태에서 엄지손가락을 펴서
오른쪽 콧구멍으로 숨을 내쉰다.

이번에는 오른쪽 콧구멍으로 숨을 들이마시고
멈춘 후 왼쪽 콧구멍으로 숨을 내쉰다.
여기까지가 1라운드로, 총 3라운드를 진행한다.

3 마시는 숨 - 멈춤 숨 - 내쉬는 숨의 순서로 진행하며
호흡은 1 : 4 : 2(5초 : 20초 : 10초)의 비율을 지킨다.

—
TIP. 골반과 허리에 긴장이 느껴진다면 엉덩이 아래 방석이나 블록을 놓고 앉는다.
초보자는 숨의 비율을 1 : 1 : 2의 비율로 시작해 점차 멈춤 숨의 비율을 늘려간다.

* 무드라mudra란?
'기쁨을 주다'는 뜻의 인도어로 몸안의 에너지를 깨닫게 하고 활성화시키는 몸짓을 말한다.
명상을 도와주는 동작이나 손모양 등 다양한 무드라가 있다.

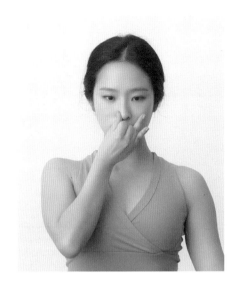

마시는
숨

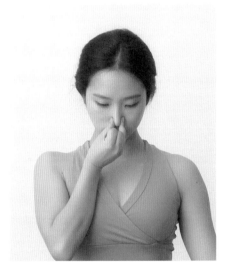

멈춤
숨

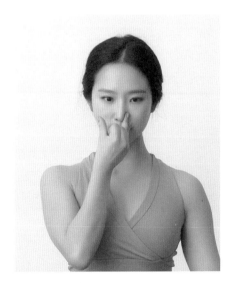

내쉬는
숨

지의 명상

지치고 무기력해진 몸과 마음에 땅의 단단하고 안정된 기운을 불어넣는 동작이다. 불안감을 해소하고 자신에 대한 믿음과 확신을 갖도록 돕는다.

1 무릎을 꿇고 허리를 곧게 세워 바르게 앉는다.
이때 엄지발가락은 서로 맞닿은 상태이며 뒤꿈치를 벌려
그 사이 엉덩이가 편안히 놓일 수 있도록 한다.

2 손등을 무릎 위에 내려놓고 엄지와 네 번째 손가락을 맞댄
프리티비^{Prithivi}지地 무드라를 취한다.
눈을 감고 편안한 호흡을 반복하며 몸 전체가 고요하고 안정된
기분 좋은 무게감을 경험한다.

3 바닥으로부터 안정되고 단단한 힘을 끌어 올리면서
마치 자신이 땅 속 깊이 확고하게 뿌리내리고 있다고 상상한다.
확신을 가지고 마음속으로 다음과 같이 말한다.

'내 삶은 흔들리지 않고 안정된 기반 위에 있다.'
'나는 내가 믿는 것을 지키고 따른다.'
'나의 길은 스스로 나에게 나타난다.'
'나는 무한한 에너지를 가지고 있다.'
'내 안에 무한한 능력이 있음을 믿는다.'
'나에 대한 믿음과 사랑은 결코 흔들리지 않는다.'

4 적어도 30분 이상 명상한 후 다리를 풀고 편안하게 호흡하며
동작을 마무리한다.

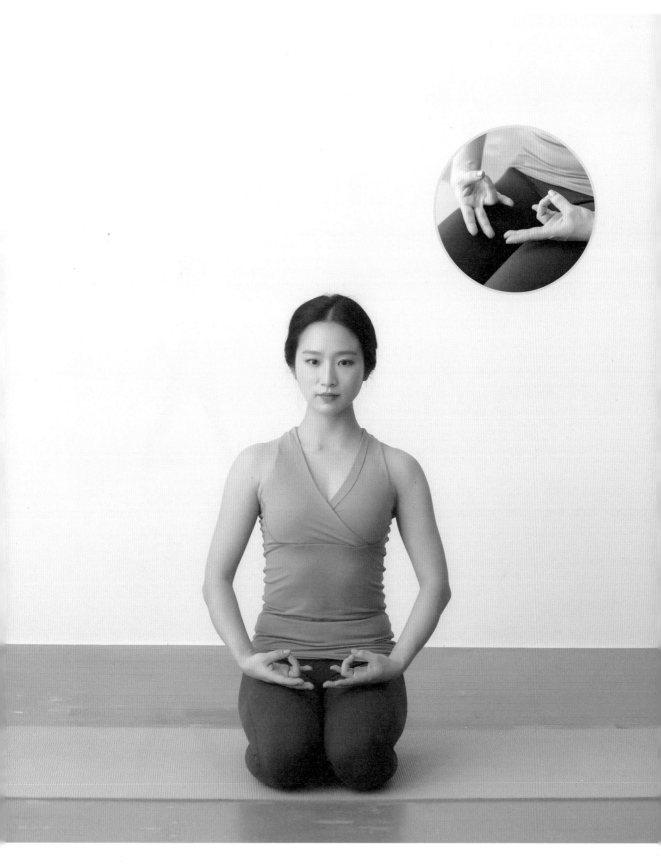

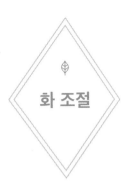

다리 벌려 굽히기자세

하체의 단단함을 통해 상체의 안정과 편안함을 되찾아주는 동작이다. 굳었던 어깨와 등을 이완하고 화가 났던 마음을 가라앉힌다.

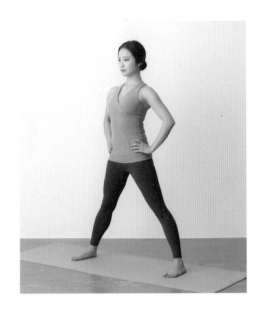

기본

양발을 어깨 너비보다 넓게 벌리고(1m) 바르게 선다. 발끝은 정면을 향하고 엄지발가락이 약간 안쪽으로 기울게 놓는다. 아랫배를 허리 쪽으로 끌어당기고 꼬리뼈를 둥글게 말아 허리를 편 상태로 정면을 바라본다.

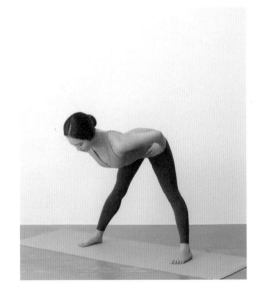

동작 1

마시는 숨에 가슴을 끌어올리고 내쉬는 숨에 허리를 바르게 편 상태를 유지하며 골반 높이까지 숙인다. 허리가 바닥과 수평을 이룬 상태를 유지한다.

—

TIP. 허리가 불편하면 상체를 숙이기 전 무릎을 굽혀 진행하고, 아랫배를 끌어당겨 복부의 힘을 유지한다.

내쉬는 숨에 양손을 어깨 너비로 벌려 발과
나란한 선상에 오도록 내려놓는다. 가슴을 앞
으로 밀면서 고개를 들어 바닥을 바라본다.

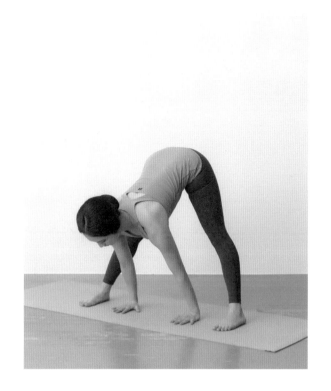

내쉬는 숨에 팔꿈치를 뒤로 굽힌다. 허리를
펴고 상체를 숙이면서 머리를 팔 안으로 깊
게 넣어준다. 이때 턱을 당겨 뒷목을 늘리고
시선은 배꼽을 바라보며 10~15초간 자세를
유지한다. 마시는 숨에 동작2 로 돌아온 뒤
상체를 천천히 들어 올려 동작1 의 자세를 취
한다. 마시는 숨에 상체 전체를 들어 올려 동
작을 마무리한다.

—

TIP. 상체를 들어 올릴 때 하체가 딸려가지 않도록 발
바닥 전체가 바닥을 강하게 누르며 지탱한다.

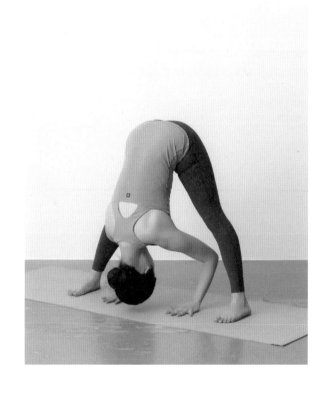

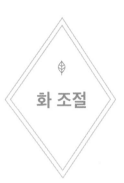

화 조절

비틀기자세

척추의 유연성을 길러주고 어깨와 목의 긴장감을 완화시키는 동작이다. 미세하고 깊은 호흡을 통해 강렬한 감정을 순화시킨다.

기본

양발을 가지런히 모으고 허리를 세워 바르게 앉는다. 발끝을 당겨 발바닥이 정면을 향하도록 하고 양손은 엉덩이 옆에 편안히 내려놓는다.

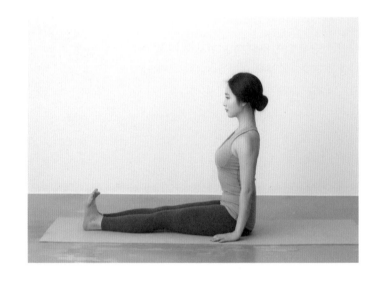

동작 1

왼쪽 무릎을 세워 왼발을 오른쪽 무릎 바깥쪽에 놓는다. 오른팔로 왼쪽 무릎과 허벅지를 가슴으로 끌어와 감싸 안고 손바닥은 왼쪽 허벅지 바깥쪽에 밀착한다. 허리를 곧게 세우고 정면을 바라본다.

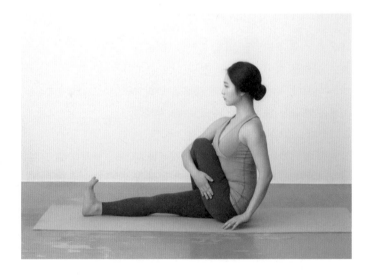

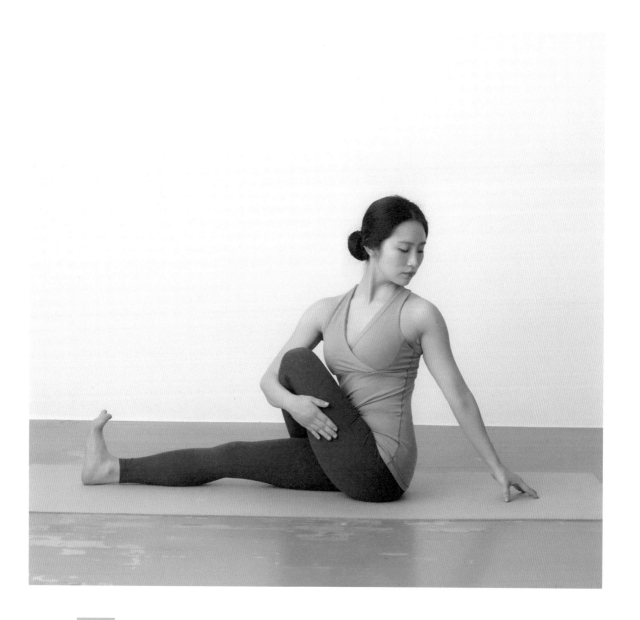

동작 2

왼손을 엉덩이 뒤쪽 바닥에 멀리 내려놓고 내쉬는 숨에 무릎을 가슴으로 더 깊게 끌어당기며 상체를 허리 - 가슴 - 어깨 - 머리 순으로 왼쪽으로 천천히 비튼다. 마시는 숨에 허리를 바르게 세우고 내쉬는 숨에 어깨의 수평을 유지하며 척추를 마디마디 비틀어준다. 15~20초간 자세를 유지한다. 반대쪽도 동일한 동작을 진행한다.

—

TIP. 허리를 비틀 때에는 아랫배를 허리 쪽으로 끌어당기며 복부를 강하게 수축한다.

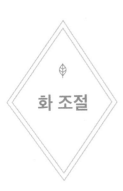

화 조절

사자자세

얼굴과 턱, 목 근육을 스트레칭할 수 있는 동작이다. 가슴 부위의 긴장과 스트레스를
해소하는 데 도움이 된다.

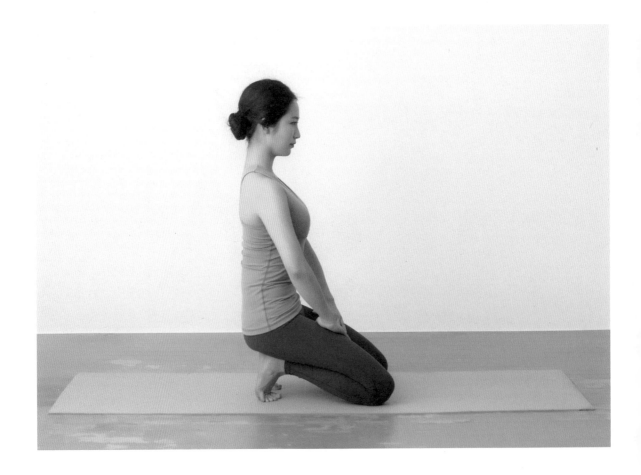

기본

발끝을 세우고 무릎을 45도 너비로 벌려 무릎을 꿇고 앉는다. 엉덩이를 뒤꿈치 위에 올려놓고 허
리는 곧게 세워 손바닥을 허벅지 안쪽에 내려놓는다. 손가락이 바닥을 향하도록 한다.

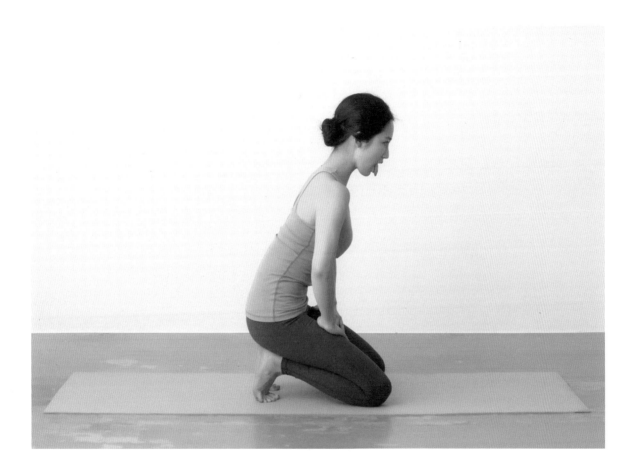

동작 1

몸을 앞으로 약간 기울이고 가슴을 앞으로 내밀며 코로 강하게 숨을 들이마신다. 내쉬는 숨에 입을 최대한 크게 벌리고 혀를 밖으로 내밀며 '하' 하고 강하고 길게 포효한다. 시선은 미간을 바라본다. 숨을 모두 내뱉으면 혀를 입안으로 집어넣고 입을 다문다. 동작을 5회 반복한다.

—

TIP. 혀를 턱까지 끌어내리듯 길고 강하게 잡아 늘린다.

허밍호흡

스트레스, 분노, 화를 가라앉히는 데 매우 효과적인 호흡법이다. 혈압을 낮추고 불면증을 해소하는 데에도 도움이 된다.

1 무릎을 꿇고 허리를 곧게 세워 바르게 앉는다.
　이때 엄지발가락은 서로 맞닿은 상태이며 뒤꿈치를 벌려
　그 사이 엉덩이가 편안히 놓일 수 있도록 한다.

2 팔꿈치를 양옆으로 펼쳐 어깨 높이까지 들어 올린다.
　손가락이 바닥을 향하도록 손바닥을 뒤집어 손바닥으로 귀를 막는다.
　어깨와 귀가 멀어질 수 있도록 어깨의 긴장을 푼다.

3 코로 숨을 들이마시고 내쉬면서 '음' 소리를 내며 허밍한다.
　숨을 모두 내뱉아 소리가 사라질 때까지 집중하고
　침묵 상태에 이르렀을 때에는 몸 안의 여운을 느끼며 그 상태에 잠시 머문다.

4 호흡을 5회 반복한다.
　마지막 호흡이 끝나면 손을 내리고 편안히 쉰다.

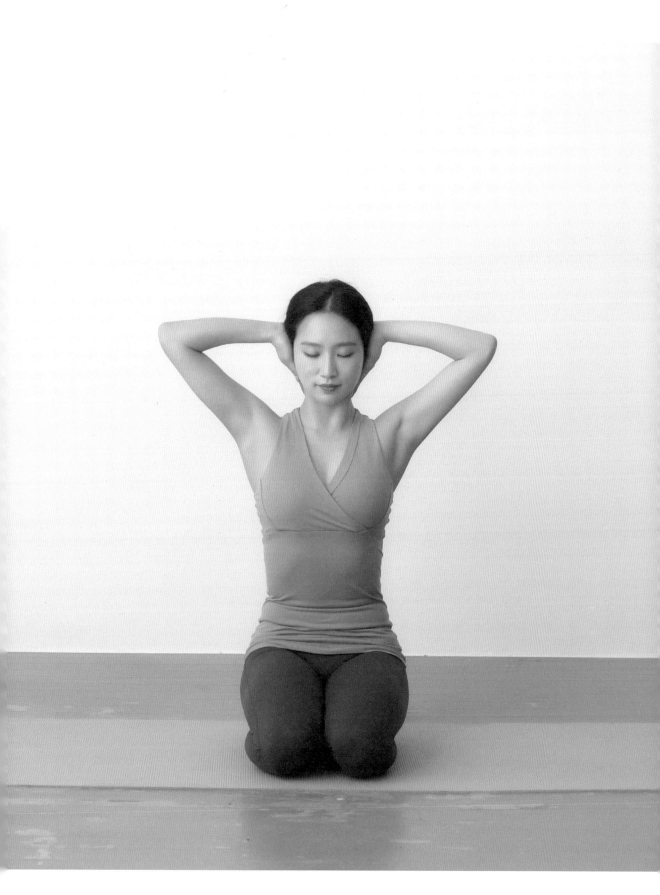

화의 원인을 찾는 명상

화를 억누르거나 가라앉히기 위한 동작이 아니라 분노의 원인을 찾아 변화시키기 위한 동작
이다. 반복적인 수행을 통해 더 이상 분노나 짜증에 휩쓸리지 않는 힘을 길러준다.

1 왼발을 오른쪽 허벅지 위에 올리고
오른발을 왼쪽 허벅지 아래에 놓은 상태로 앉는다.
허리를 곧게 세우고 바르게 앉는다.
어깨와 귀가 멀어질 수 있도록 어깨의 긴장을 풀고 뒷목을 길게 늘린다.

2 편안한 호흡을 반복하며 화가 나거나 짜증스러운 마음을 바라본다.
그리고 스스로에게 질문한다.

'왜 나는 화가 났는가?'

분노를 자극한 원인과 그 분노의 근본 원인을 구분해보라.
자신을 화나게 한 원인이 상대의 행동과 말인지,
아니면 그 상황에 대한 자신의 평가인지 곰곰이 생각해보라.
대개 화가 난 원인은 분노를 자극한 상황이 아니라
그때의 마음 상태와 관계가 있다.

3 화를 느낄 때 '내가 왜 화내고 있지?'라고 스스로 질문하라.
분노의 원인을 자신에게 먼저 물어보게 될 것이고,
그 과정에서 어느새 분노의 감정은 사라질 것이다.

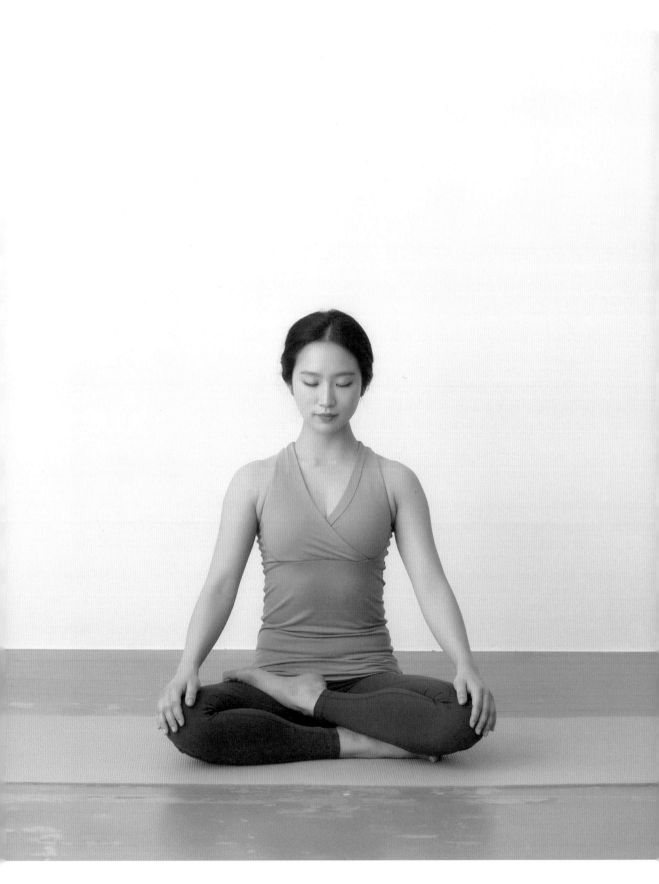

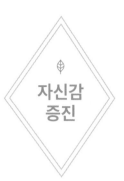

자신감
증진

엎드려 한 다리 잡고 반대로 넘기기

어깨와 등이 굽은 자세를 해결하는 데 효과적인 동작이다. 가슴과 복부를 넓게 열어줌
으로써 위축된 심리를 없애고 자신감을 기르는 데도 도움이 된다.

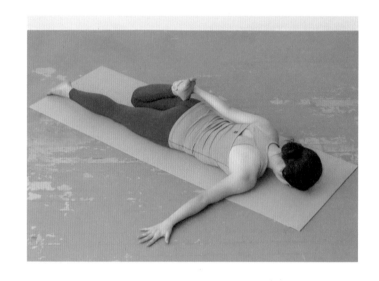

기본

양발을 가지런히 모아 엎드
린다. 왼 다리를 접어 구부리
고 왼손으로 왼쪽 발목을 잡
는다. 오른 팔은 옆으로 곧게
뻗어 내려놓는다.

—

TIP. 어깨가 유연하지 못하다면 팔
의 각도를 조절해 어깨보다 조금
아래에 놓는다.

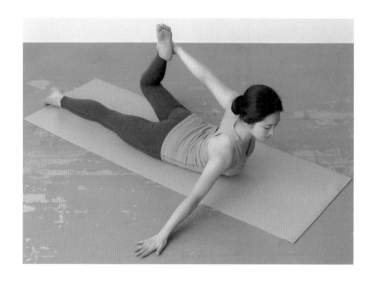

동작 1

마시는 숨에 왼 다리와 상체를
천천히 위로 들어 올린다.

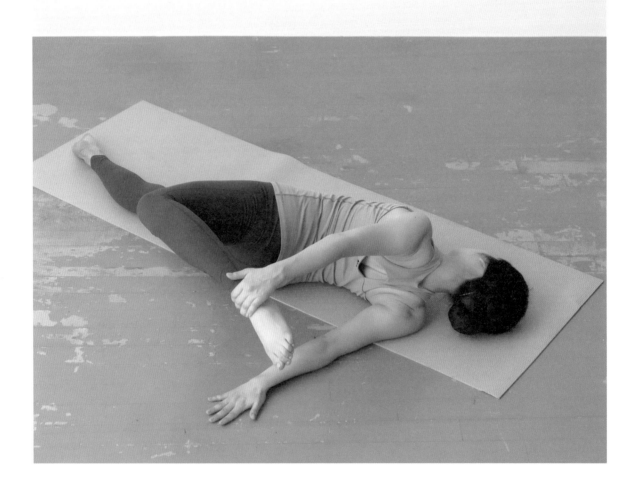

내쉬는 숨에 왼쪽 어깨와 다리를 반대편으로 넘긴다. 이때 오른 다리와 오른팔은 바닥을 눌러 안정적으로 균형을 유지한다. 오른쪽 귀가 바닥에 닿도록 고개를 돌리고 넘겨진 왼쪽 발끝이 바닥에 닿지 않도록 유의하며 무릎을 골반 높이까지 끌어내린다. 호흡과 함께 10~15초간 자세를 유지한다. 반대 방향도 동일한 동작을 진행한다.

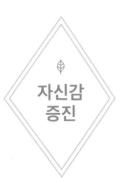

낙타자세

흉곽과 갈비뼈를 강하게 열어주고 췌장을 자극해 인슐린 분비를 촉진한다. 가슴부터
배꼽 아래까지 강렬한 에너지를 불어 넣으며 강인한 정신력을 갖는 데 도움이 된다.

기본

무릎을 골반 너비로 벌려 세운다. 허리는 바
르게 펴고 발끝을 세워 바닥을 누른다. 양손
은 손가락이 바닥을 향한 상태에서 뒤로 보
내 허리를 받치고 어깨와 귀 사이가 멀어지
도록 어깨에 힘을 뺀다. 시선은 정면을 바라
본다.

—

TIP. 허리를 과도하게 앞으로 밀지 말고 아랫배를 허
리쪽으로 끌어당기며 복부를 수축한다.

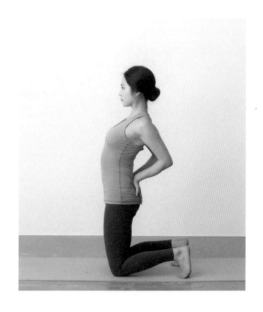

동작 1

마시는 숨에 가슴과 복부를 위로 끌어올리고
내쉬는 숨에 어깨와 팔을 아래로 끌어내려
허벅지 뒤쪽을 잡는다.

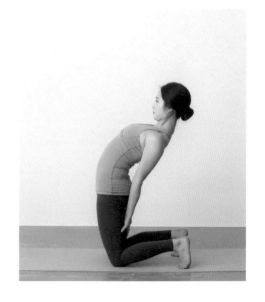

양손으로 발목을 잡은 상태에서 내쉬는 숨에 골반을 앞으로 밀어낸다. 마시는 숨에 허리와 가슴을 들어 올리고 숨을 내쉬면서 어깨를 펴고 목선을 길게 늘이며 고개를 뒤로 넘긴다. 몸을 더 둥글게 말아 몸의 앞부분 전체를 길게 늘인다. 호흡과 함께 10~15초 동안 자세를 유지한다. 마시는 숨에 손을 천천히 끌어 올리며 상체를 일으킨다.

—

TIP. 유연하다면 완성 자세에서 몸 전체를 앞으로 더 밀어 보낸다.

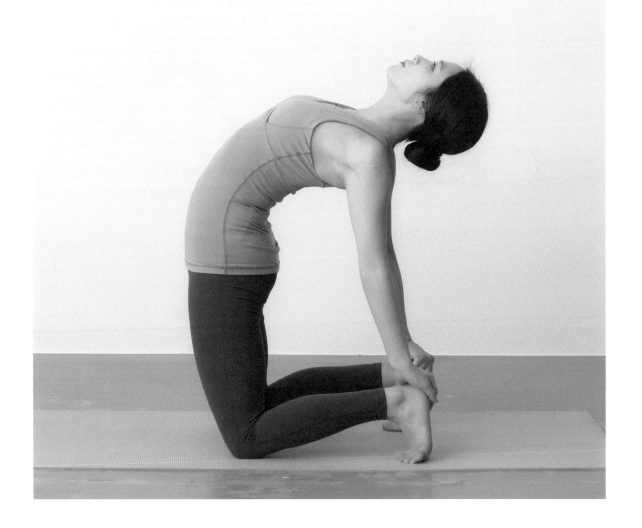

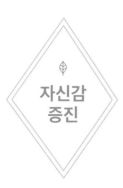

자신감
증진

옆을 향한 전사자세

신체를 강화해줄 뿐만 아니라 내제되어 있는 무한한 에너지를 자각하는 데 도움이 되는 동작이다.

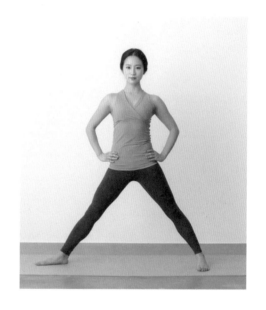

기본

양발을 어깨 너비보다 넓게 벌려(1m) 바르게 선다. 양손은 골반에 걸치고 내쉬는 숨에 오른발을 바깥으로 90도 열고 왼발을 안쪽으로 15도 정도 틀어 정렬한다. 아랫배를 끌어당기며 수축하고 꼬리뼈를 말아 골반이 정면을 바라보도록 한다.

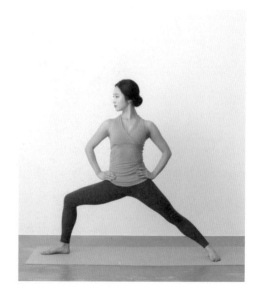

동작 1

내쉬는 숨에 오른쪽 무릎을 굽혀 엉덩이를 바닥으로 내린다. 굽힌 무릎과 발목이 일직선을 이루도록 한다. 머리는 오른쪽으로 돌리고 어깨와 가슴은 정면을 향한다.
—
TIP. 상체가 오른쪽으로 쏠리지 않도록 주의하고 무게 중심도 양발에 균등하게 싣는다.

마시는 숨에 양팔을 어깨 높이까지 들어 올리고 양옆으로 뻗는다. 양팔이 바닥과 평행을 이루도록
하고 시선은 오른쪽 손끝 너머를 바라본다. 호흡과 함께 10~15초 자세를 유지한다. 반대 방향으로
도 동일한 동작을 진행한다.

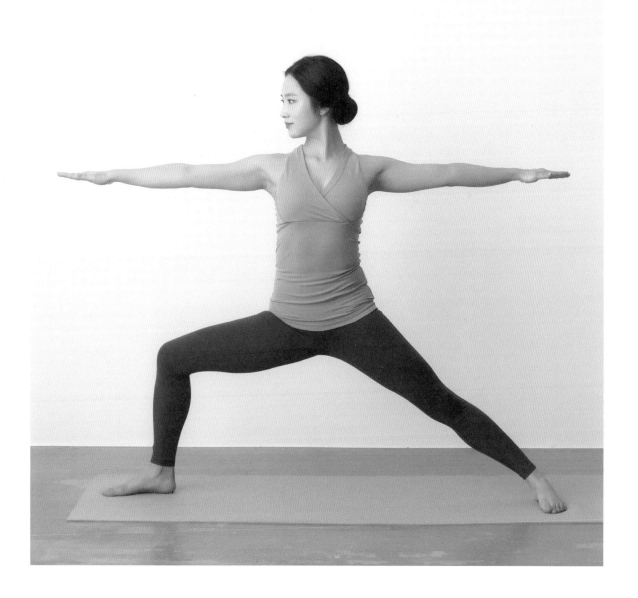

정뇌호흡

산소를 뇌에 충분히 공급해주는 호흡법으로 머리를 맑게 정화시켜주고 폐근육을 단련시킨다. 현명한 사고와 판단력을 기르는 데 도움이 된다.

1 허리를 바르게 세워 앉고

뒤꿈치를 앞뒤로 교차해 골반 중앙에 편안히 둔다.

양손은 무릎 위에 올려 무릎을 감싸듯 편안하게 내려놓는다.

2 코로 깊게 숨을 들이쉬고

강하고 짧게 내쉬면서

아랫배를 강하게 등 쪽으로 끌어당긴다.

숨을 마실 때보다 내쉴 때 더 강하고 짧게 내뿜는다.

3 초보자는 한번에 10회 호흡을 총 3번 진행한다.

호흡이 익숙해지면 호흡의 수를 30회, 60회, 100회까지 늘린다.

—

TIP. 호흡을 진행할 때 상체가 흔들리지 않도록 중심을 잡는다.
강한 호흡으로 일시적인 두통이 있을 수 있으나 적응되면 증상은 사라진다.

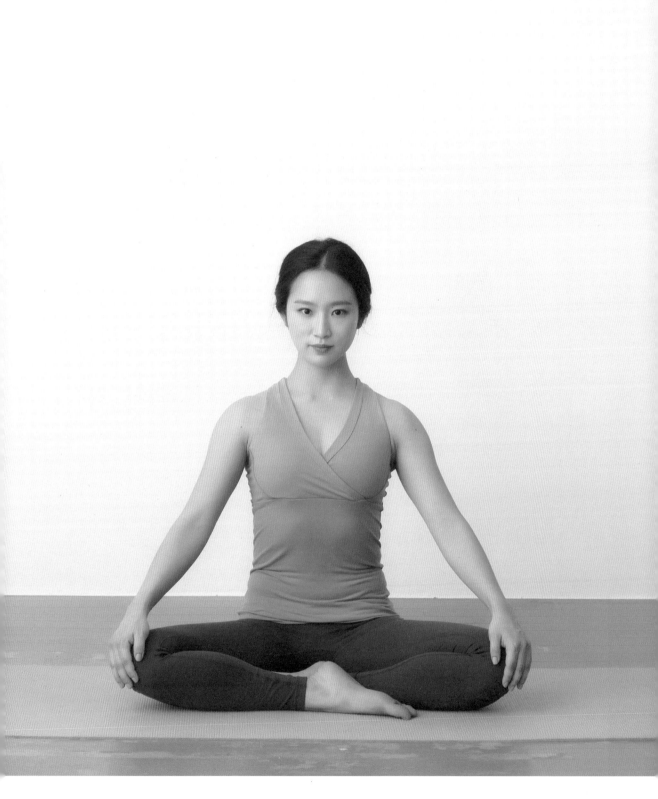

현자의 자세

짧은 시간 안에 몸과 마음을 편안한 상태를 만들어줌으로써 머릿속의 무거운 잡념을 없애는 데 도움이 된다. 이를 통해 집중력을 향상시키고 차분하고 고요하면서도 강한 자신감을 길러준다.

1 무릎을 꿇고 바르게 앉는다.
   손바닥은 허벅지 위에 편안히 내려놓은 상태에서
   허리를 곧게 펴고 시선은 정면을 바라본다.
   마시는 숨에 오른쪽 무릎을 올려 세우고
   오른쪽 발바닥 전체를 바닥과 완전히 밀착시킨다.

2 마시는 숨에 오른팔을 들어 팔꿈치를 무릎 위에 올린다.
   오른손으로 턱을 괴고 자연스레 허리를 편다.

3 눈을 감고 2분 동안 호흡에 집중한다.
   깊게 내쉬는 숨에 긴장감과 두려움을 보내고,
   깊게 마시는 숨에 고요하고 강한 긍정의 기운을 받아들인다.
   그리고 마음속으로 다음의 다짐을 5번 이상 되뇌인다.

   '날마다 모든 면에서 나는 점점 더 좋아지고 있다.'

4 반대 방향으로도 동일한 동작을 진행한다.

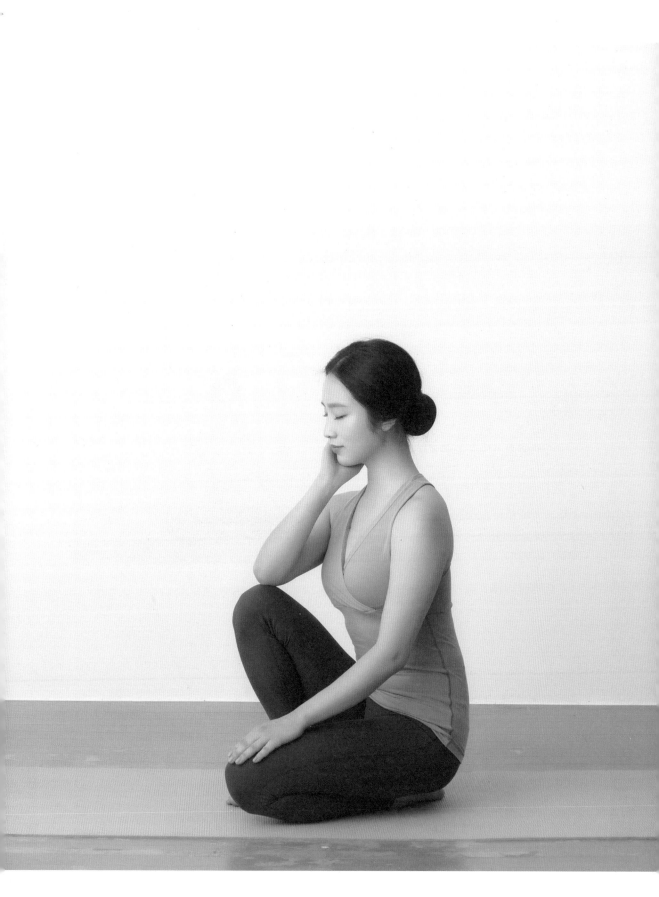

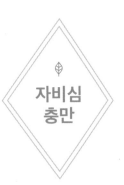

한 다리 접고 옆으로 기울기

허리와 다리의 피로를 풀어주고 몸의 림프를 자극해 면역력을 향상시키는 자세다. 심리적으로 깊은 평화를 경험하고 여유로운 마음을 갖도록 돕는다.

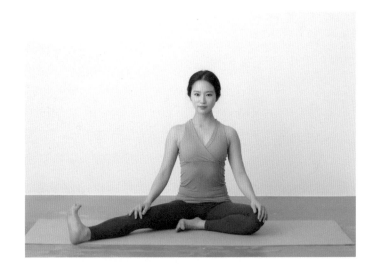

기본

왼 다리를 접어 뒤꿈치를 골반 중앙으로 당겨온다. 오른 다리는 옆으로 90도로 벌려 놓는다. 양손을 무릎 위에 올려놓고 왼쪽 발끝을 몸통 쪽으로 당겨 발바닥이 정면을 향하도록 한다.

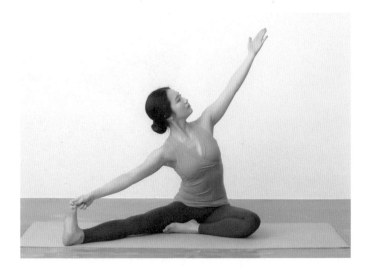

동작 1

오른손 검지와 중지로 오른쪽 엄지발가락을 잡아당기고 허리를 곧게 세운다. 마시는 숨에 왼팔을 곧게 뻗어 어깨와 나란한 대각선상까지 들어 올린다. 왼쪽 허리를 세우면서 왼팔이 왼쪽 귀 옆에 올때까지 들어 올린다. 시선은 왼쪽 손끝을 따라간다.

내쉬는 숨에 상체를 천천히 오른쪽 바닥으로 기울인다. 오른쪽 팔꿈치가 오른쪽 무릎 안쪽에 닿을 때까지 내리고 왼팔은 귀 옆을 지나 사선으로 곧게 뻗는다. 이때 왼쪽 엉덩이가 바닥에서 뜨지 않도록 주의하며 왼쪽 허리와 갈비뼈, 겨드랑이, 팔, 손끝이 길게 늘어나는 느낌에 집중한다. 호흡과 함께 10~15초 자세를 유지한 뒤 마시는 숨에 천천히 상체를 일으키고 기본 자세로 돌아온다. 반대쪽 방향으로도 동일한 동작을 진행한다.

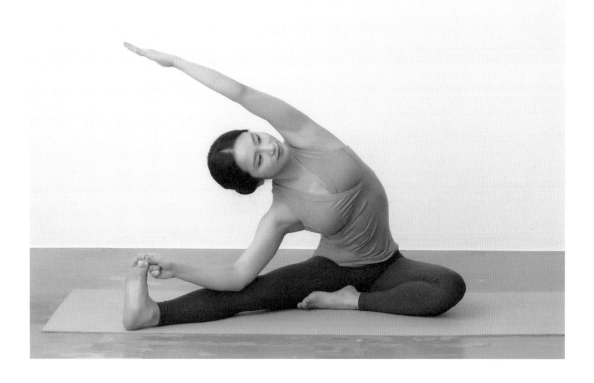

유연하다면 오른쪽 팔꿈치가 바닥에 닿을 때까지 상체를 옆으로 기울여 내린다. 팔꿈치가 바닥에 닿았다면 왼쪽 가슴이 천장을 바라보도록 가슴을 최대한 열어준다.

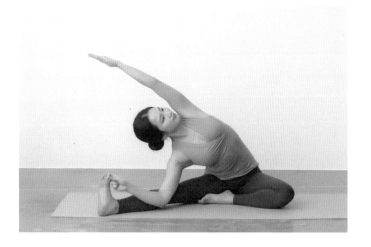

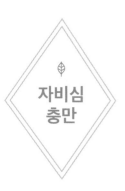
발 맞대고 무릎 벌린 물고기자세

목과 가슴, 골반을 동시에 열어주는 동작이다. 막혀 있던 모든 기운이 원활하게 소통할
수 있도록 도와주며 혈액순환을 원활하게 해 생명력을 끌어올리는 데 도움이 된다.

기본

양발을 모아 무릎을 세우고
바르게 눕는다. 이때 엉덩이
와 뒤꿈치 사이의 공간은 손
바닥 길이(20cm) 간격을 유
지한다. 손바닥이 바닥을 향
한 상태로 양손을 엉덩이 밑
이나 또는 더 아래에 놓는다.

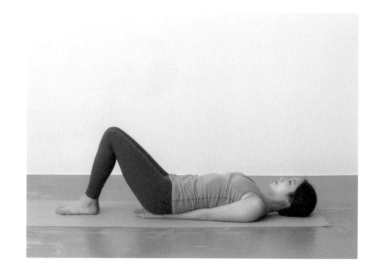

동작 1

내쉬는 숨에 엉덩이와 팔꿈
치로 바닥을 누르며 마시는
숨에 가슴을 더 위로 들어 올
린다. 내쉬는 숨에 정수리를
바닥에 댄 뒤 가슴과 목, 턱,
정수리까지 깊은 에너지 확
장을 느낀다.

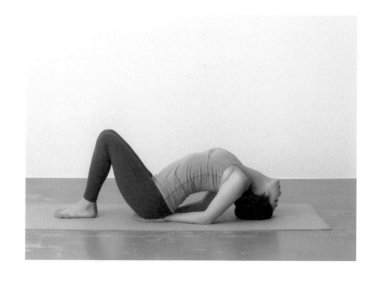

뒤꿈치를 골반 중앙으로 당겨와서 내쉬는 숨에 천천히 골반을 열고 허벅지와 양 무릎을 바닥으로 끌어내린다. 마시는 숨에 가슴을 더 들어 올리고 내쉬는 숨에 골반을 한 번 더 열어준다. 15~20초간 자세를 유지한다. 마시는 숨에 천천히 무릎을 세우고 내쉬는 숨에 머리를 제자리에 놓는다. 팔과 손을 빼 몸통 옆에 편안히 내려놓고 턱을 당겨 뒷목을 늘리며 바닥에 내려놓는 것으로 동작을 마무리한다.

—

TIP. 목이 불편한 경우에는 무리해서 고개를 젖히지 않도록 주의한다.

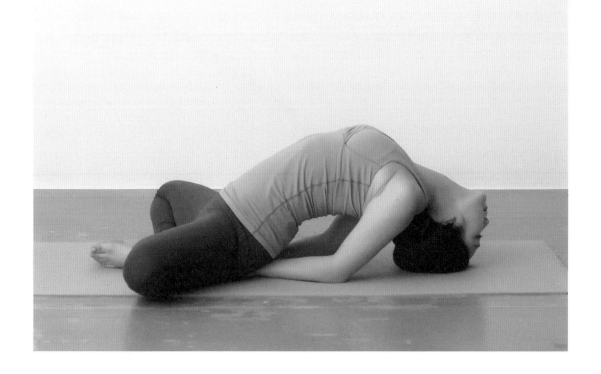

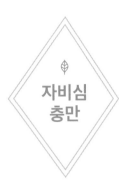

누워서 비틀기자세

척추의 마디마디를 비틀어줌으로써 척추의 신경과 주변 근육의 균형을 꼼꼼하게 잡아
주는 동작이다. 몸 전체의 순환을 도와 몸과 마음의 안정과 평화로움을 가져다준다.

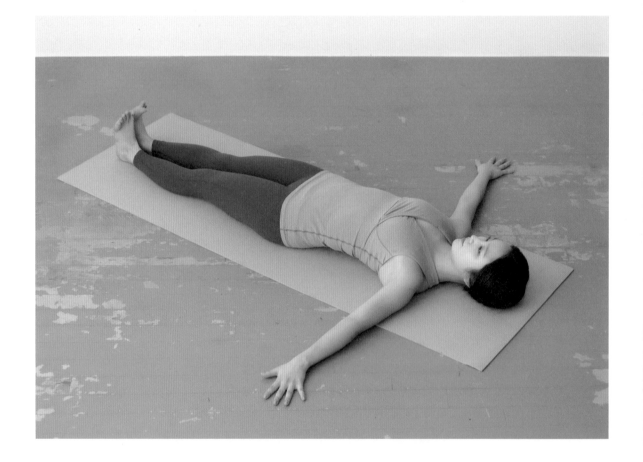

기본

양발을 가지런히 모아 바르게 눕는다. 양팔은 어깨와 일직선이 될 수 있도록 옆으로 곧게 뻗는다.
어깨의 긴장을 풀고 턱을 당겨 뒷목을 늘리며 바닥에 내린다. 이때 발끝은 몸 쪽으로 당긴다.

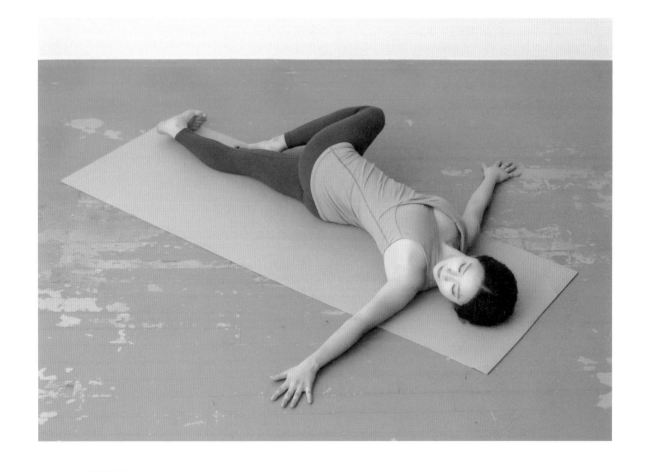

왼쪽 무릎을 세우고 왼발을 오른쪽 무릎 위에 올려놓는다. 내쉬는 숨에 왼쪽 골반과 허리를 오른쪽으로 넘겨 왼쪽 골반이 바닥과 수직을 이룰 때까지 깊게 비튼다. 시선은 왼쪽 손끝을 바라보며 15~20초간 자세를 유지한다. 마시는 숨에 천천히 허리와 골반을 제자리에 돌려놓는다. 반대 방향으로도 동일한 동작을 진행한다.

—

TIP. 허리를 비틀 때 어깨가 바닥에서 뜨지 않도록 주의한다.

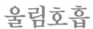

울림호흡

소리의 진동을 통해 긴장을 풀어주고 호흡을 리듬감 있고 부드럽게 만들어준다. 내면의 정화를 가져오는 데 도움이 된다.

1   뒤꿈치를 앞뒤로 교차해 골반 중앙에 놓고 앉는다.

       손은 무릎 위에 편안하게 내려놓는다.

       어깨의 긴장을 풀고 호흡한다.

2   마시고 내쉬는 숨에 '아' 소리를 낸다.

       복부에 진동을 느끼며 3회 반복한다.

3   다시 마시고 내쉬는 숨에 '오' 소리를 낸다.

       가슴에서 진동을 느끼며 3회 반복한다.

4   마지막으로 마시고 내쉬는 숨에 '음' 소리를 낸다.

       목과 머리에 진동을 느끼며 3회 반복한다.

       평화로운 마음 상태를 느끼며 호흡을 마무리한다.

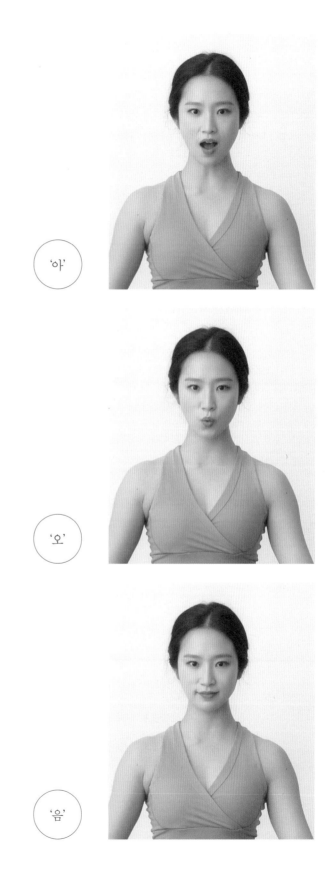

'아'

'오'

'음'

자비의 명상

내면 깊은 곳으로 몰입함으로써 근원적인 마음 상태를 마주보는 명상이다. 단순하지만 강력한 잠재력을 가진 명상법으로 반복해 수련하면 트라우마를 치유하고 사랑과 용서의 마음을 갖게 하는 데 도움이 된다.

1 왼발을 오른쪽 허벅지 위에 올리고 오른발을 왼쪽 허벅지 아래에 놓는다.
   허리를 곧게 세우고 양손을 허벅지 위에 올려놓는다.
   엄지손가락 첫째 마디에 검지를 붙이고
   나머지 손가락을 편 지혜의 갸냐*Jnana* 무드라를 취한다.

2 편안한 호흡을 반복하며 눈을 감고 심장에 의식을 집중한다.
   마음속이 고요해졌다면 긍정적인 확언들을 스스로 되뇌인다.

   '내가 행복하기를'   '내가 건강하기를'
   '내가 안락하기를'   '내가 질병이 없기를'

3 가족이나 지인들을 생각하며 그들을 위해 긍정적인 확언들을 되뇌인다.

   '그가 행복하기를'   '그가 건강하기를'
   '그가 안락하기를'   '그가 질병이 없기를'

4 마지막으로 나에게 아픔을 주었던 사람들을 생각하며
   긍정적인 확언들을 되뇌인다.

   10~20분간 지속한 뒤 명상을 마친다.

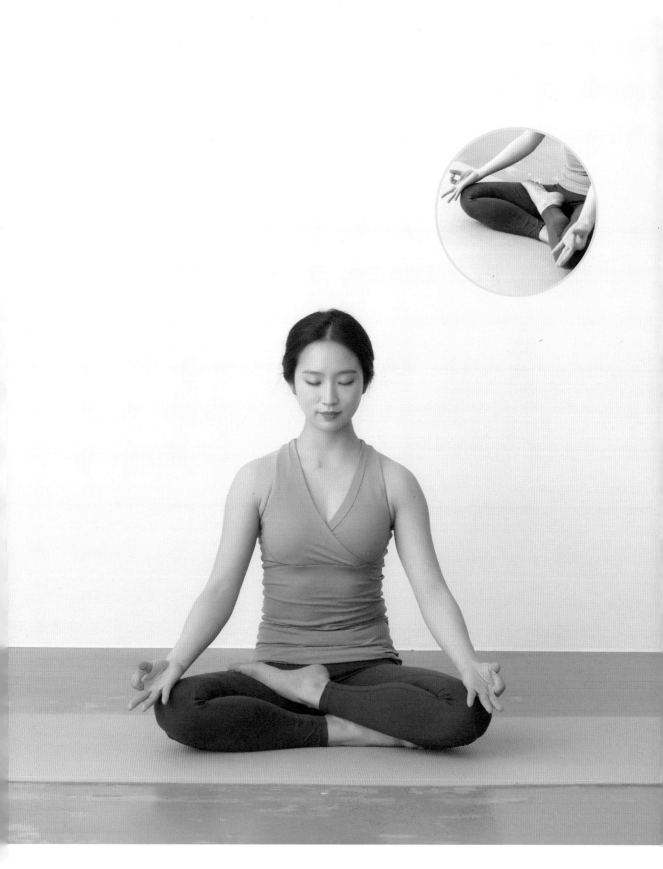

바쁜 이들을 위한 빠른 통증 해소
하루 15분 치유요가

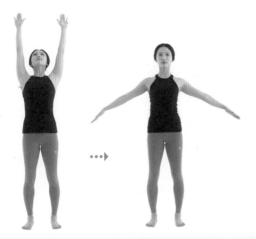 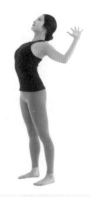

1 양팔 위로 뻗어 옆으로 내리기

2 팔꿈치 옆으로 밀어 어깨 펼치기
《 어깨와 등 - 완화 》p.50

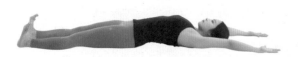 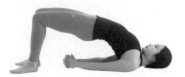

6 양팔 위로 뻗은 전신 스트레칭

7 등 뒤로 깍지 끼고 엉덩이 올렸다 내리기
《 허리 - 균형 》p.110

《나를 위한 치유요가》에서 소개한 다양한 동작을 응용한 스페셜 데일리 프로그램을 소개합니다.
바쁜 일상으로 운동할 시간이 부족한 이들을 위한 하루 15분 프로그램과,
여유를 가지고 몸과 마음에 쌓인 피로를 전부 해소해줄 30분 프로그램입니다.
몸 이곳저곳에서 느껴지던 여러 통증을 다양한 치유요가의 동작으로 말끔히 해소할 수 있습니다.
자신의 상황에 맞는 프로그램을 선택해 꾸준히 실천하다 보면
통증은 점차 사라지고 더 가볍고 자유로운 일상을 맞이할 수 있습니다.

15 MINUTES

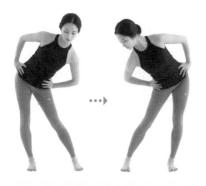

3 다리 벌려 골반 돌리기
《 골반 - 균형 》 p.140

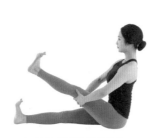

4 허벅지 잡아 오금 펴기
《 무릎 - 완화 》 p.160

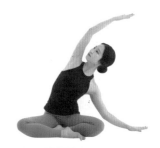

5 한 팔 들어 허리 측면 늘리기
《 허리 - 완화 》 p.108

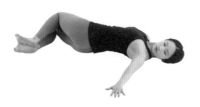

8 누워서 무릎 세우고 비틀기
《 허리 - 완화 》 p.106

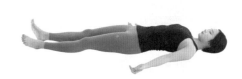

9 휴식자세로 눕기

여유를 가지고 풀코스 통증 해소
하루 30분 치유요가

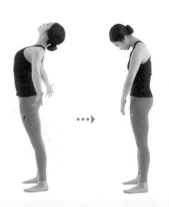

1 깊은 숨 쉬기

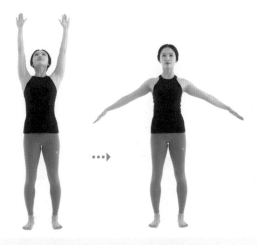

2 양팔 위로 뻗어 옆으로 내리기

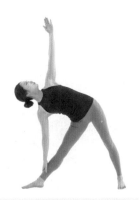

5 삼각자세
《 허리 - 강화 》p.126

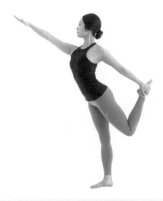

6 한쪽 발목 뒤로 잡고 무릎과 허벅지 늘리기
《 무릎 - 강화 》p.174

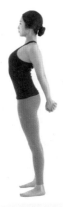

3 등 뒤로 깍지 끼고 위아래, 좌우로 흔들기
《 어깨와 등 - 균형 》 p.58

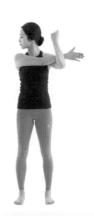

4 양팔 수직으로 교차해 서로 밀어내기
《 어깨와 등 - 균형 》 p.60

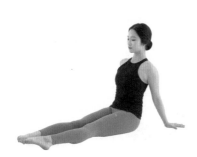

7 다리 펴고 고관절 열고 닫기
《 골반 - 완화 》 p.132

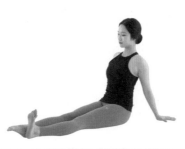

8 다리 모아 발끝 밀고 당기기
《 무릎 - 완화 》 p.158

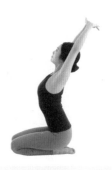

9 머리 위로 깍지 껴 보내기
《 목 - 균형 》 p.88

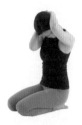
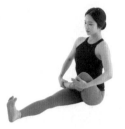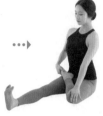

10 목과 머리 좌우로 비틀기
《 목 - 균형 》 p.90

11 앉아서 무릎 들고 내리기
《 무릎 - 균형 》 p.166

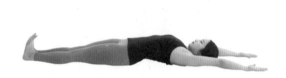
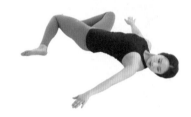

14 양팔 위로 뻗은 전신 스트레칭

15 양 무릎 엇갈려 바닥에 내리기
《 골반 - 완화 》 p.136

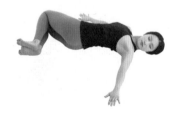
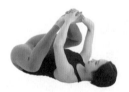

18 누워서 무릎 세우고 비틀기
《 허리 - 완화 》 p.106

19 누워서 마주 잡은 발 가슴으로 끌어당기기
《 골반 - 강화 》 p.152

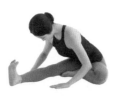

12 한 다리 접고 앞으로 굽히기
《허리 - 균형》p.116

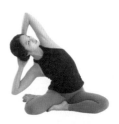

13 머리 뒤로 깍지 낀 골반 균형자세
《골반 - 균형》p.144

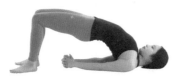

16 등 뒤로 깍지 끼고 엉덩이 올렸다 내리기
《허리 - 균형》p.110

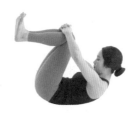

17 누워서 무릎 끌어당기기
《허리 - 완화》p.104

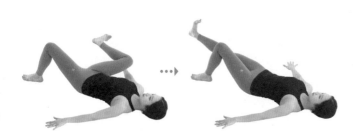

20 무릎 세워 고관절 돌리기
《골반 - 완화》p.134

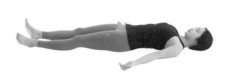

21 휴식자세로 눕기

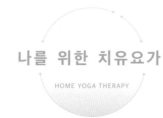

나를 위한 치유요가

HOME YOGA THERAPY

펴낸날 초판 1쇄 2019년 4월 25일 ㅣ 초판 3쇄 2020년 9월 1일

지은이 김선미

펴낸이 임호준
본부장 김소중
편집 박햇님 김유진 고영아 이상미 현유민
디자인 김효숙 정윤경 ㅣ **마케팅** 정영주 길보민
경영지원 나은혜 박석호 ㅣ **IT 운영팀** 표형원 이용직 김준홍 권지선

사진 한정수(Studio etc. 02-3442-1907) ㅣ **인쇄** (주)웰컴피앤피 ㅣ **협찬** 프런투라인 front2line

펴낸곳 비타북스 ㅣ **발행처** (주)헬스조선 ㅣ **출판등록** 제2-4324호 2006년 1월 12일
주소 서울특별시 중구 세종대로 21길 30 ㅣ **전화** (02) 724-7664 ㅣ **팩스** (02) 722-9339
포스트 post.naver.com/vita_books ㅣ **블로그** blog.naver.com/vita_books ㅣ **인스타그램** @vitabooks_official

ISBN 979-11-5846-291-8   13510

• 이 도서의 국립중앙도서관 출판예정도서목록(CIP)은 서지정보유통지원시스템 홈페이지(http://seoji.nl.go.kr)와
국가자료종합목록시스템(http://www.nl.go.kr/kolisnet)에서 이용하실 수 있습니다. (CIP제어번호 : CIP2019014198)
• 비타북스는 독자 여러분의 책에 대한 아이디어와 원고 투고를 기다리고 있습니다.
책 출간을 원하시는 분은 이메일 vbook@chosun.com으로 간단한 개요와 취지, 연락처 등을 보내주세요.
비타북스 는 건강한 몸과 아름다운 삶을 생각하는 (주)헬스조선의 출판 브랜드입니다.